腰痛がたちまち消える3秒ストレッチ

北千束整形外科 院長
神田良介

アチーブメント出版

はじめに

成人の9割が経験すると言われる腰痛。風邪と同じくらい身近に私たちを悩ませている病気です。

ただ、現代医療では、腰痛の発症原因は約3割しかわかっていないと言われています。そのなかにはヘルニア、脊柱管狭窄症《せきちゅうかんきょうさくしょう》、すべり症、側弯症《そくわんしょう》、坐骨神経痛といった、皆さんにもなじみのある疾病があります。

こうした病気に対して、「自宅でこういう運動をすればいい」というセルフケア方法はたくさん喧伝されています。

しかし、残りの7割の腰痛は原因不明で、医者にかかっても「痛み止めを出しましょう」「湿布を貼ってください」「コルセットを巻いてください」「もし痛みが取れなければリハビリしましょう」で終わってしまいます。

わたしは35年間、整形外科医として腰痛と向き合ってきました。都内の住宅街にある小さなクリニックには、長崎から直行して治療を受けに来られる車椅子の女性、3ヵ月に一度、三重県名張市からタクシーで来院されてトンボ返りされる80代の男性、半年に一度、治療のために帰国されるシンガポール在住の商社マンなど、さまざまな患者さんが来院されます。

医者として原因がわかっている3割の腰痛を治すのは当然のこととして、当院を訪れるのは老若男女問わず、**どこに行っても治らない、原因がわからないという患者さん**ばかりです。

たとえば、小学生から中学生くらいの成長期に身体がねじれてしまうことがあります。多くの病院では、「側弯症ですね。成長期なのでしばらく様子を見ましょう。半年に一度レントゲンを撮りながら経過観察しましょう」といった対応がなされます。

これが本格的に脊柱側弯症という病気になると、手術をしなければ治せません。しかし、普段の姿勢やスポーツが原因で、成長期の子どもが側弯症となっている場合には、手技によって背骨の曲がり、歪みを真っすぐに戻していくと、痛みも解消されます。

大人が起こす腰痛も原理は同じです。その人が本来もつナチュラルな形に身体を整えるお手伝いをするだけで、症状はたちまちなくなっていきます。

大学病院で働いていたときにも同じ治療をしていましたが、現場では「どこが痛いんですか？　腰ですね。じゃあレントゲンを撮ってきてください」と機械的に対応して、看護師さんに指示を出す。看護師さんが持って来たレントゲン写真を見て、「じゃあ、お薬を出しておきます」で終わってしまう治療もたくさん見てきました。

そのたびに「触診せずにどうやってその人本来の姿勢を把握するのか？」「画像診断だけで、どの部位がどの程度の過緊張を起こしているのかをどうやって見分けるのか？」と疑問が湧いていました。
手技をおこなう整形外科医は珍しいのか、**時にゴッドハンドというような呼ばれ方をされますが、わたしがおこなっている治療は至ってシンプルです。**

たとえば、軍隊のように「気をつけ！」と、背筋を伸ばして立つと身体はカチカチに固まっています。「休め！」でも、身体は休めていません。仕事をしているとき、家事をしているとき、勉強しているとき、運動しているとき。日常生活のさまざまな場面で同様のことが起こっています。

休めの姿勢をとっている人に「ちょっと、リラックスしてて」と伝えてその場を離れたら、身体から力が抜けるはずです。それは緊張が緩和された姿勢です。その姿勢が本来の休んでいる姿勢です。
家で寝転がって、片ひじをついてテレビを見ている。「そんなことをしていちゃ、寝たきりになりますよ」なんて注意されても、**その姿勢がラクであれば、その人**

にとってはいちばん自然な姿勢だと言えます。わたしが手技でおこなうのは、そうした患者さん本来の姿勢を取り戻してもらうことです。

もちろん、身体は甘やかすばかりでは衰えていく一方です。だから、運動もしながら、ちゃんと自分の身体をコントロールしていくほうがいい。ラクな姿勢を維持するためには、運動もしていたほうがよいのです。

反対に、アスリートだと、ずっとダラダラして寝転がっているほうが疲れると言います。普段から筋肉を使う身体づくりをしているので、筋肉を使わない状態のほうが逆に疲れてしまうのです。

「寝ているのがいちばんラクなんです」
「身体の声に従えば、動きたくないのです」
「医者から『安静にしてください』と言われました」

人それぞれ感じ方には違いがあるものの、「億劫で動きたくない」というのは、すでに不調です。体調が万全であれば、自然と動かしたくなるものです。

もちろん「腰が痛くてどうしようもありません」という患者さんには、医者として「痛み止めをして、安静にしてください」と言います。

急性の痛みではなくても「動くと痛むので……」と、日がな一日寝ている、ソファに座りっぱなしでテレビを見ているという人もいます。

そんな生活でも、私たちの身体は緊張を自然とゆるめようとします。日中寝ている人でも寝返りを打ちます。座りっぱなしの人でもＣＭの合間に背筋を伸ばしたり、立ち上がったりして筋肉の緊張を発散しようとします。

そうした小さな動きで十分なのです。そこに解剖学的に正しい知識を少し入れるだけで、痛みをなくす動きに瞬く間に変わります。わたしが常日頃から患者さんに助言するのは、ほんとうにそんな簡単な視点です。それでも、診察室を出るころには、腰が痛くて仕方がないという人がスタスタ歩いて帰られるという例は枚挙にいとまがありません。

もちろん、この本に書かれていることで「すべての腰痛が消える」とはとても言えません。ただ、テレビのリモコンを取るだけでも、冷蔵庫に食べものを取りに行くだけでも、声を出すだけでも、私たちはたくさんの筋肉を緊張させて、身体を動かしています。そうして溜まった身体の緊張をうまく抜くコツはあります。それだけで痛みは緩和されます。

身体を甘やかすことと、ラクな姿勢とは似て非なるものです。ラクだけど痛まない。ラクだから動きたくなる。腰軽になるための究極のラクな姿勢を手に入れてください。

CONTENTS

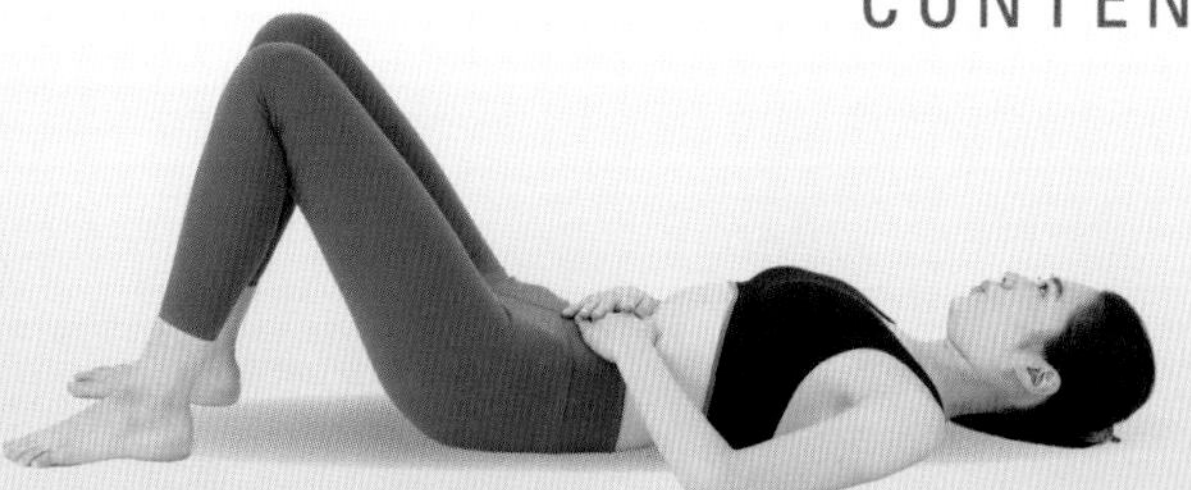

よくある症状別のケア

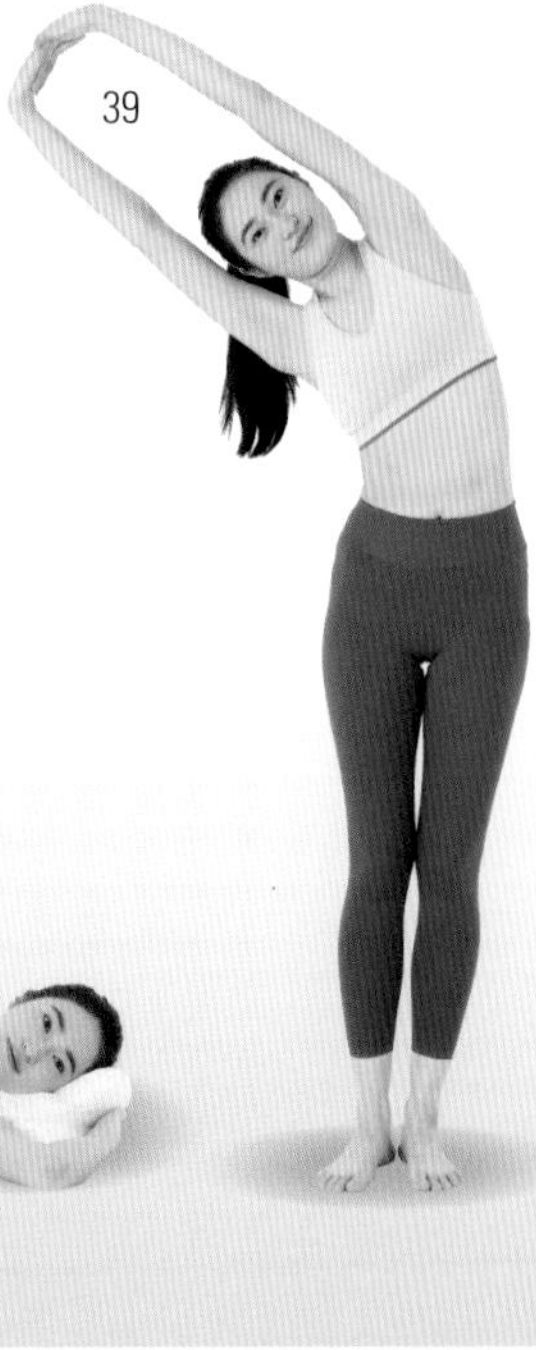

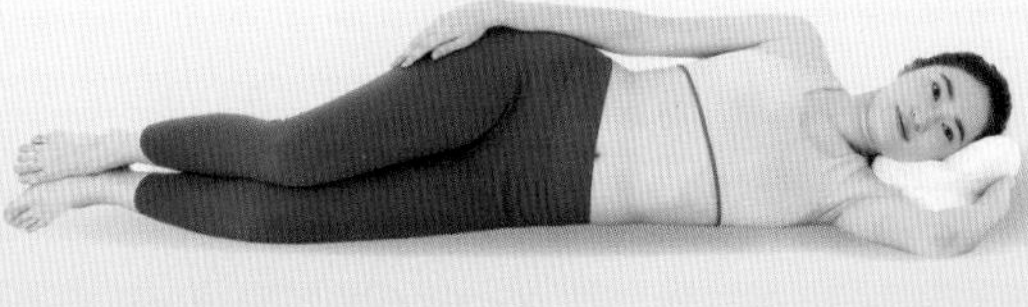

第3章

腰痛のメカニズム 我慢するとさらに悪くなる

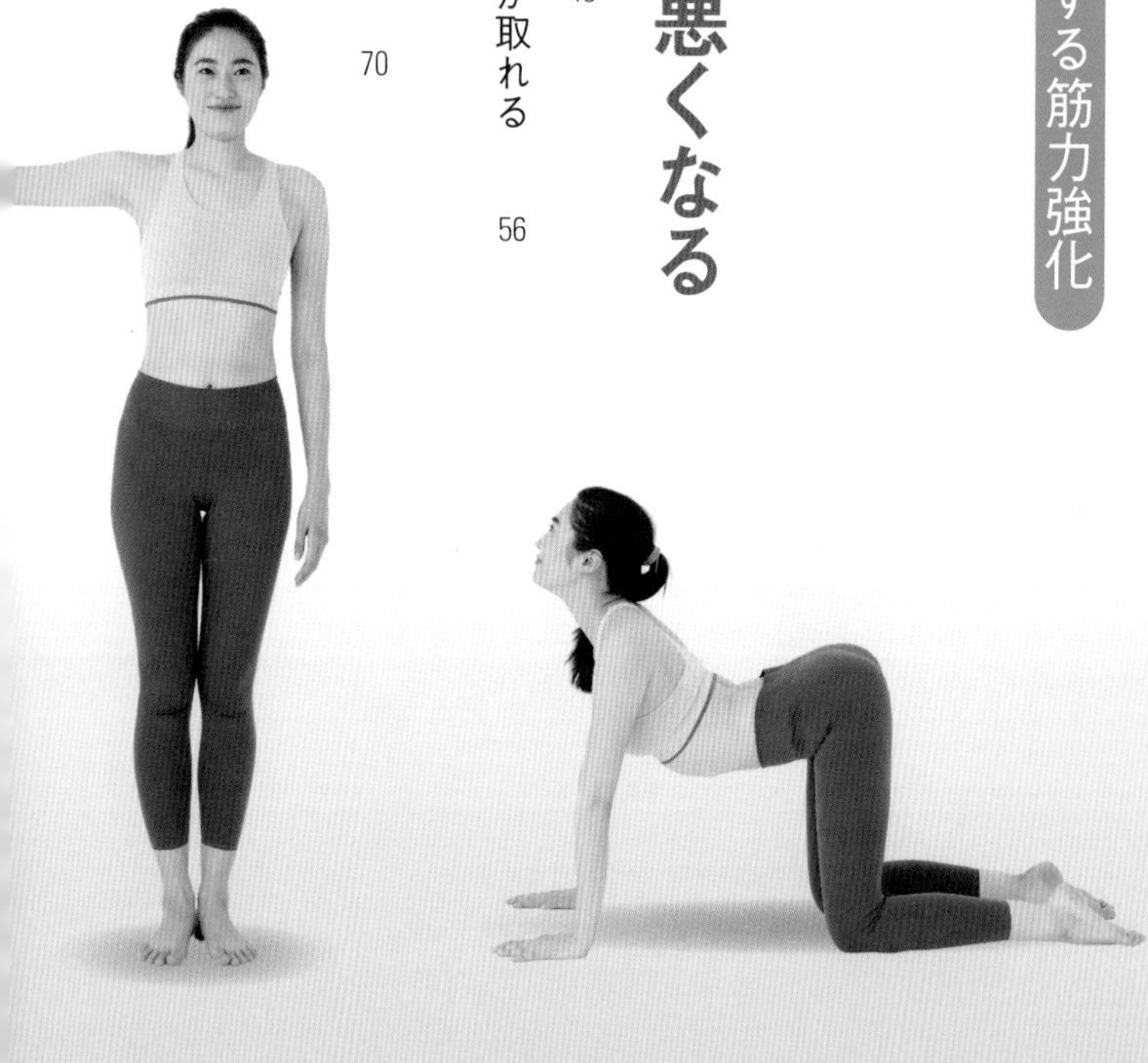

第4章

「治った！」連発！自力で治す筋腱膜リセット

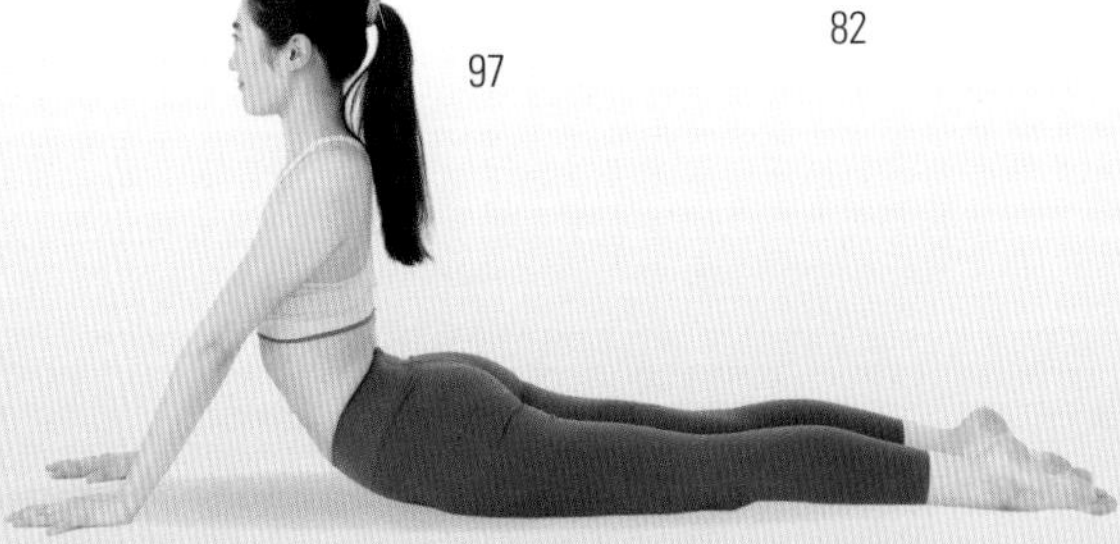

第5章

健康の新常識!? 筋腱膜リセットとは?

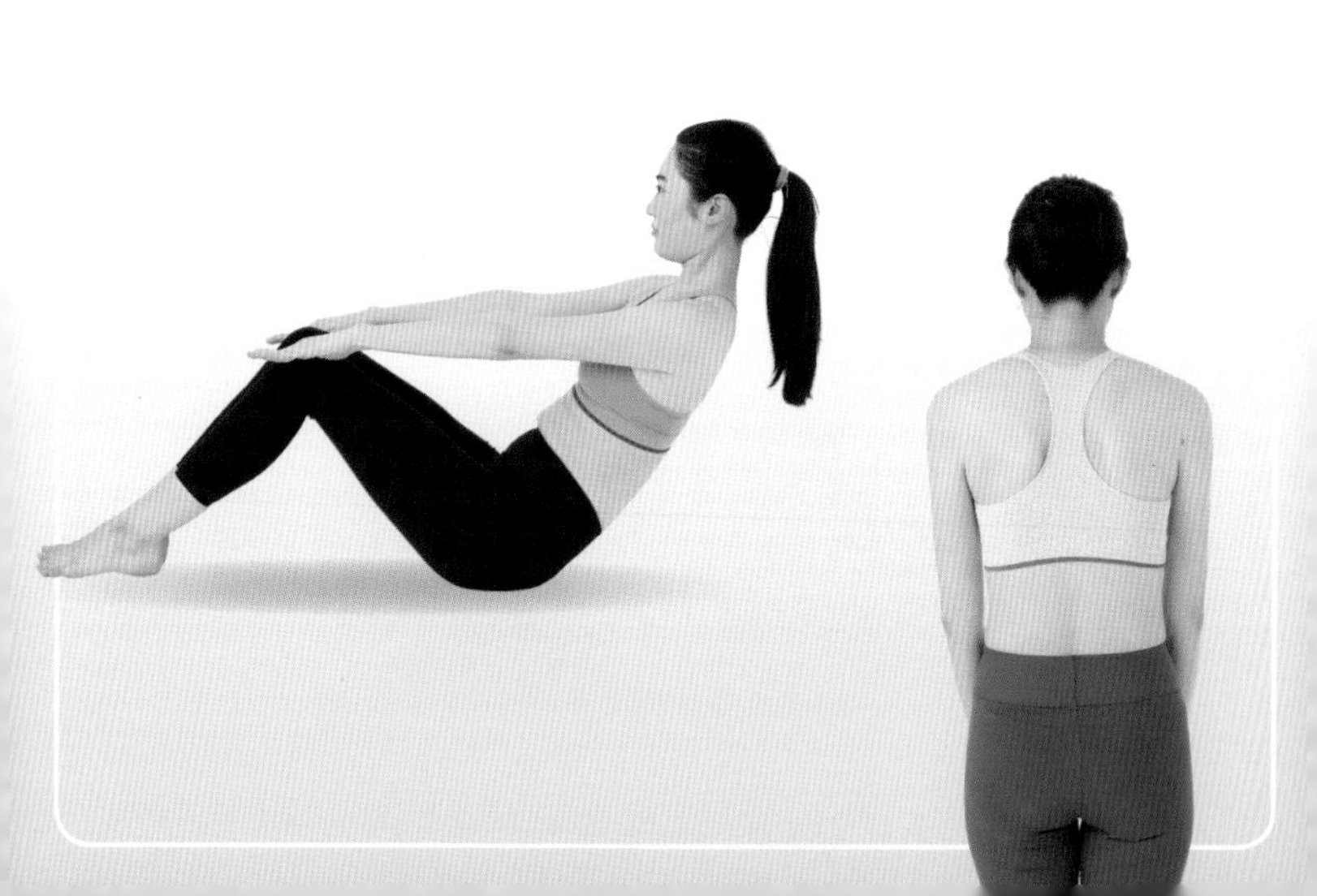

第1章

みるみる腰がラクになる！

筋腱膜リセット

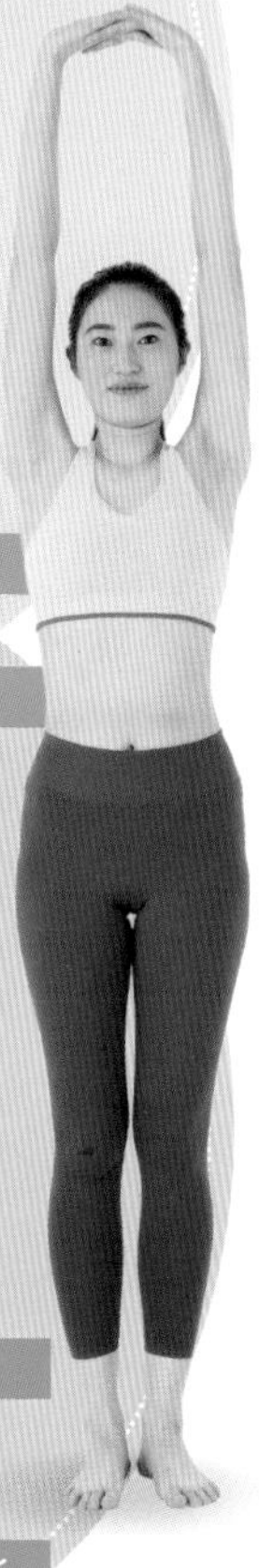

運動をする前に

呼吸法

筋腱膜をゆるめる体操

自己懸垂法

座り骨盤伸ばし

寝たまま骨盤エクササイズ

うつ伏せ背中伸ばし

片ひざ立ち足伸ばし

仰向け足伸ばし

四つん這い背中伸ばし

親指伸ばし

足伸ばし

よくある症状別のケア

首痛

四十肩・五十肩

背骨のS字カーブを維持する筋力強化

腹直筋トレーニング

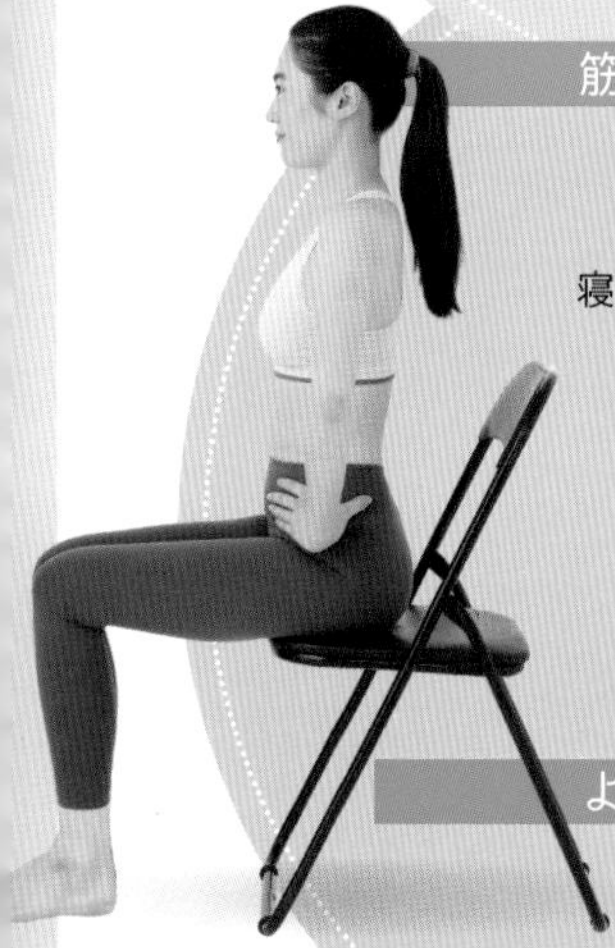

運動をする前に

呼吸法

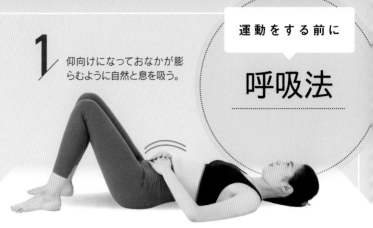

1 仰向けになっておなかが膨らむように自然と息を吸う。

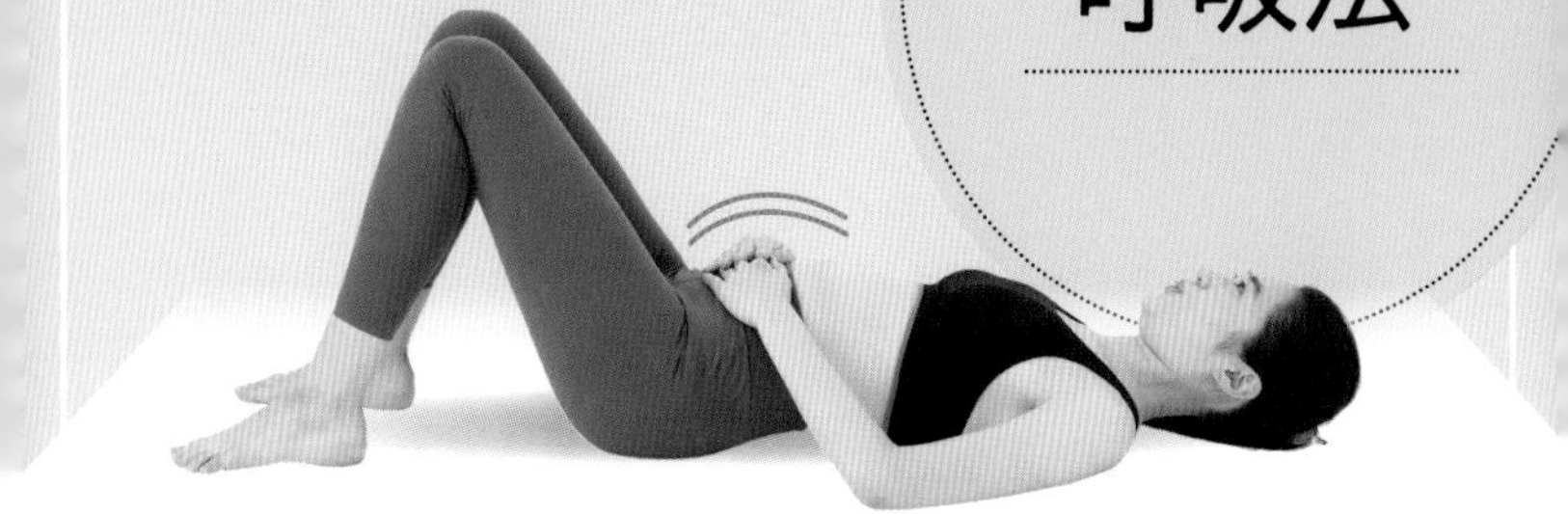

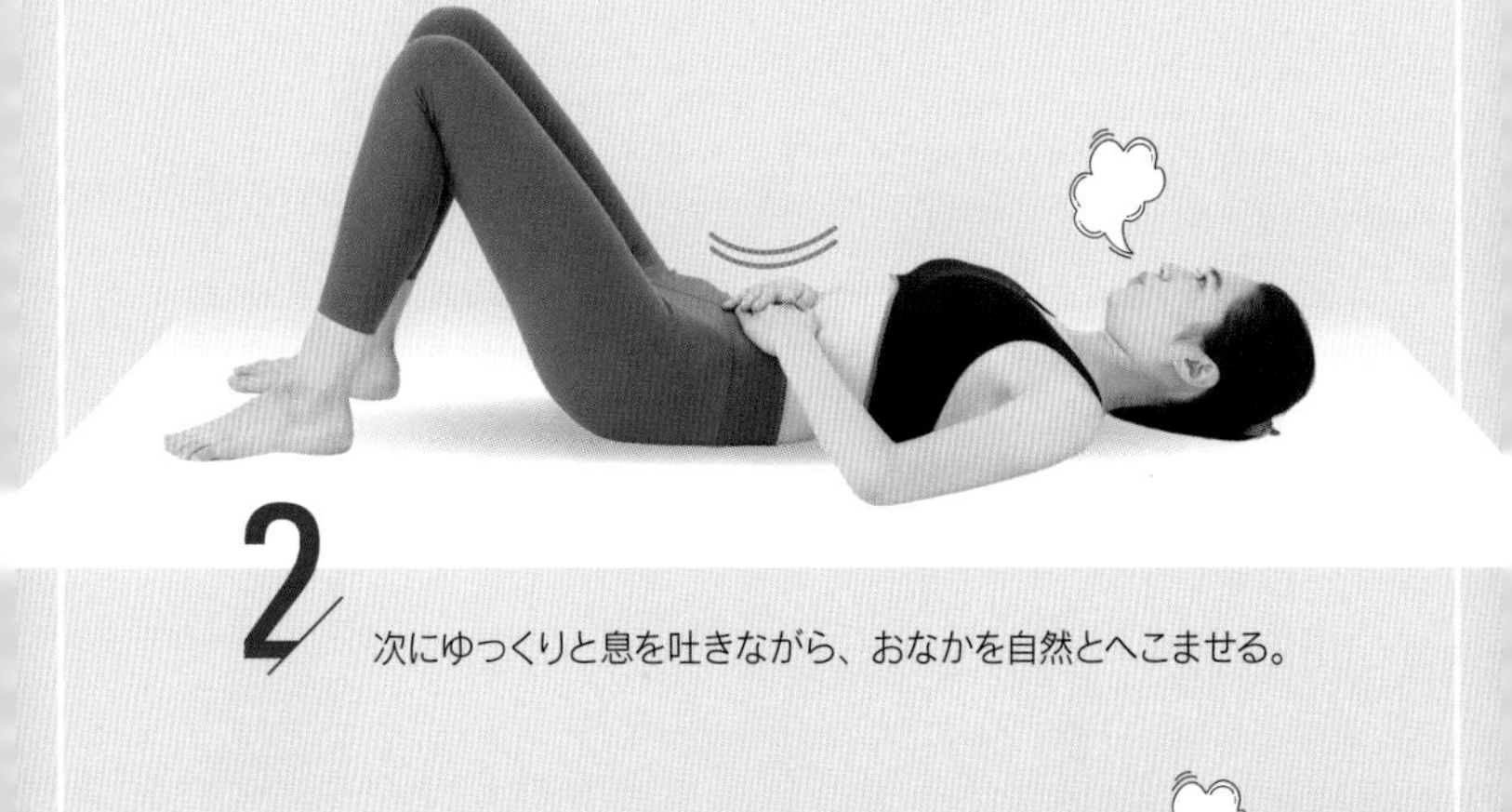

2 次にゆっくりと息を吐きながら、おなかを自然とへこませる。

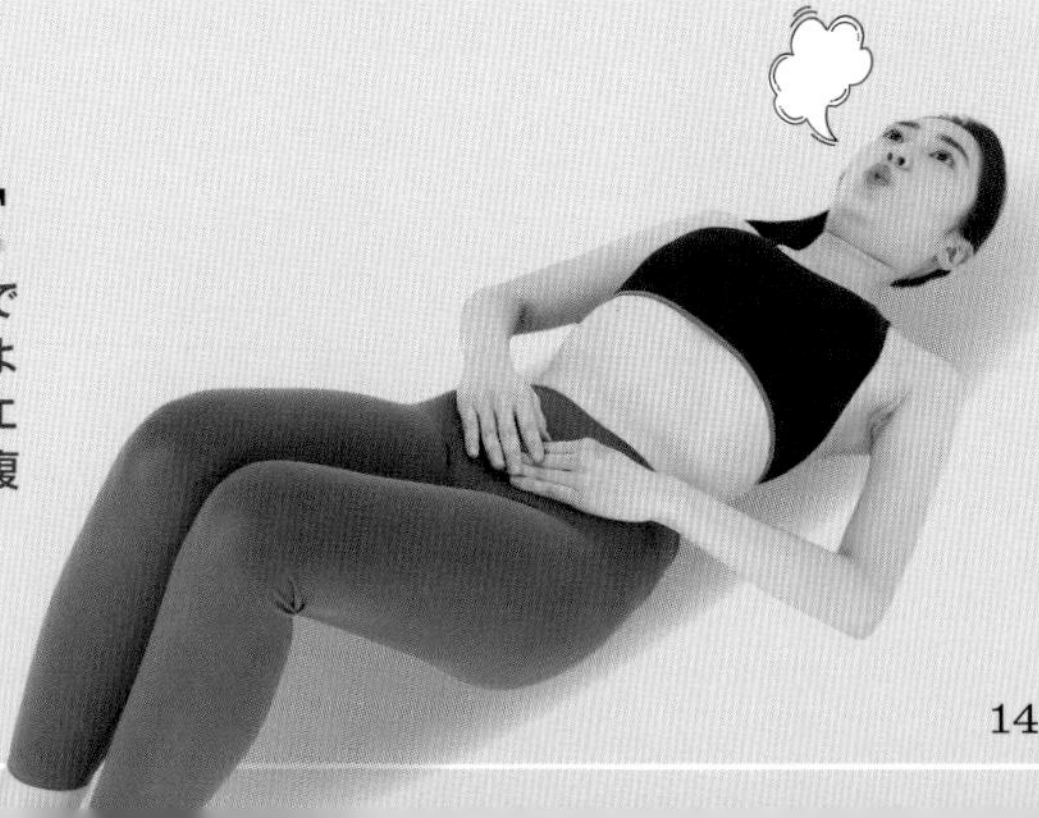

POINT

最初は寝た状態で練習し、できるようになったら、エクササイズ中も腹式呼吸を続ける。

筋腱膜を
ゆるめる体操

自己懸垂法

3~5
回／1セット

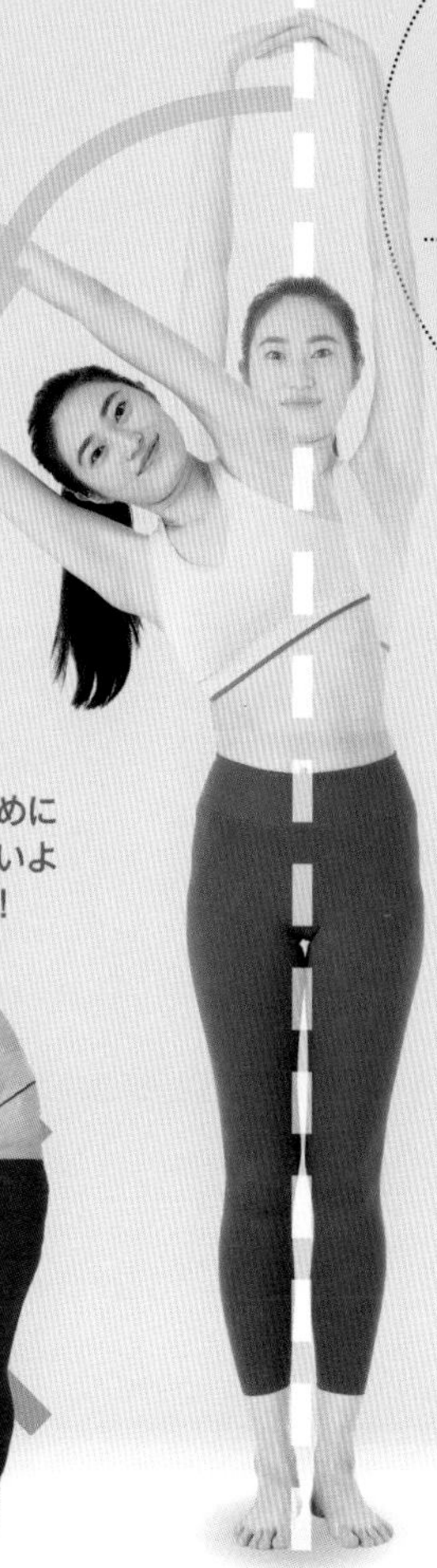

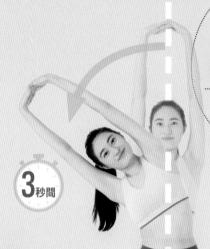

3秒間

NG 身体が斜めにねじれないように注意！

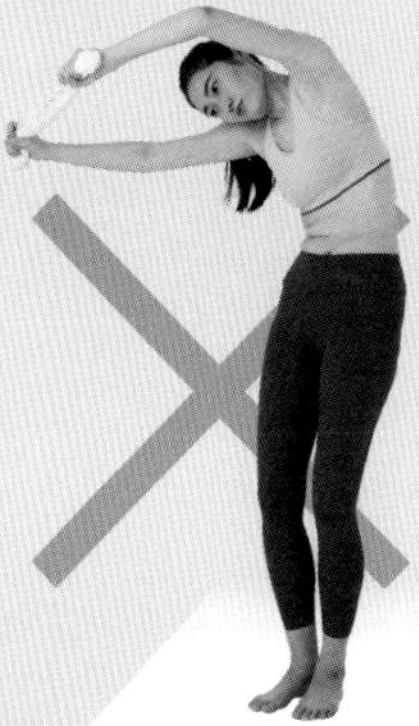

POINT
両手を真っすぐ上げにくい人は、タオルや棒を持ちながらおこなう。

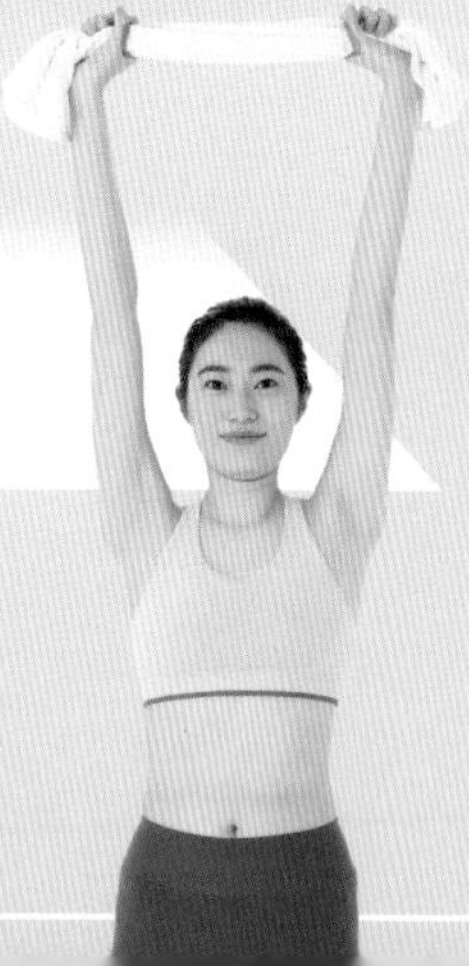

1 頭、背中、腰を意識しながら真っすぐ立つ。手を頭の上で組んで、できるだけ真っすぐ上に伸ばす。

2 上体を右に傾けて**3秒間キープ**。ゆっくり真上に戻して、反対側（左）も同様におこなう。

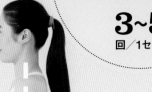

座り骨盤伸ばし

3~5
回／1セット

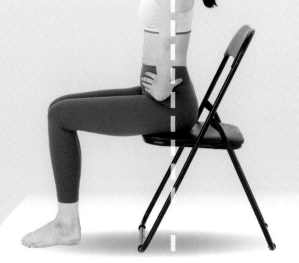

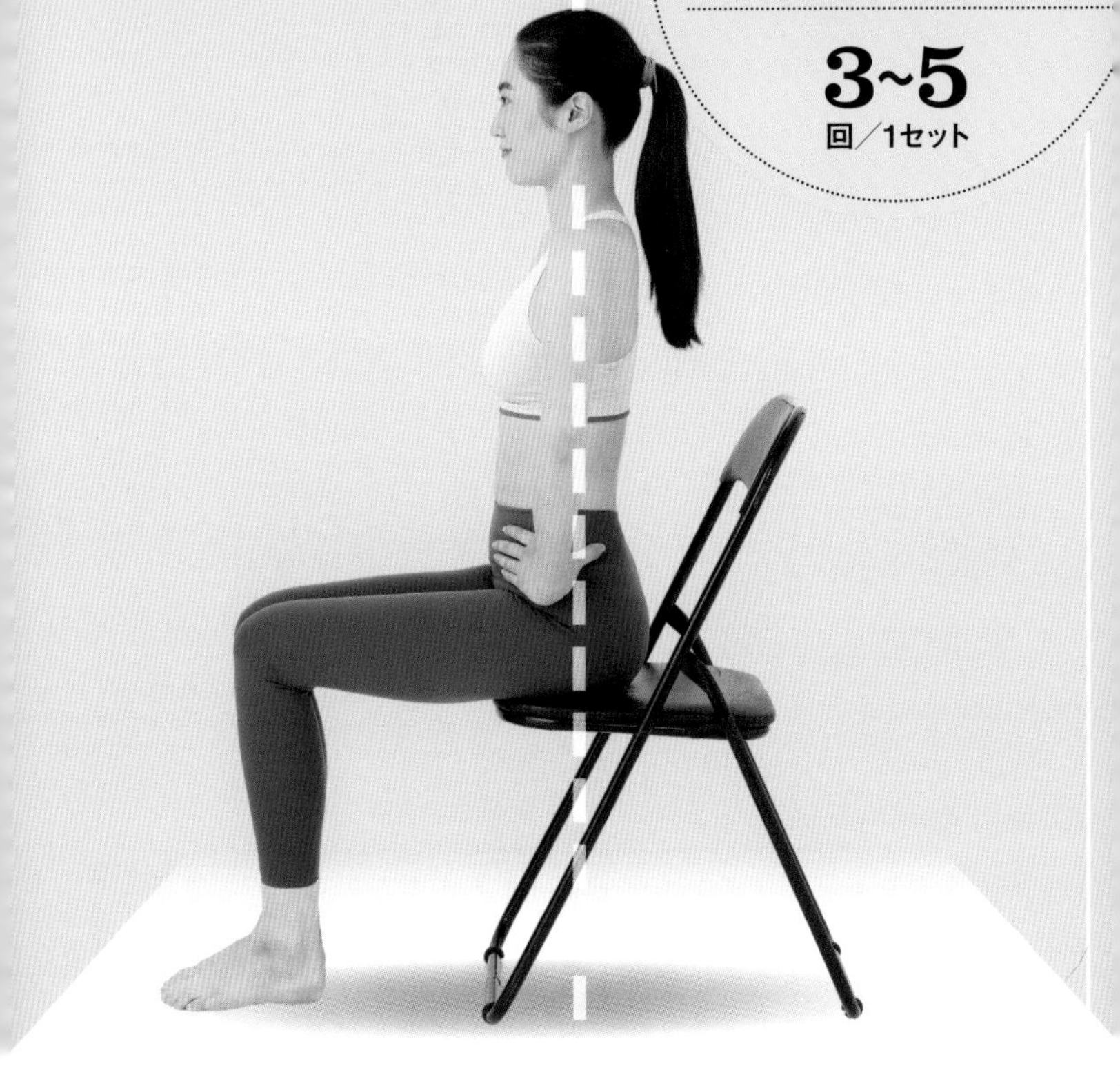

1 頭、背中、腰を意識しながら椅子に浅く腰掛ける。

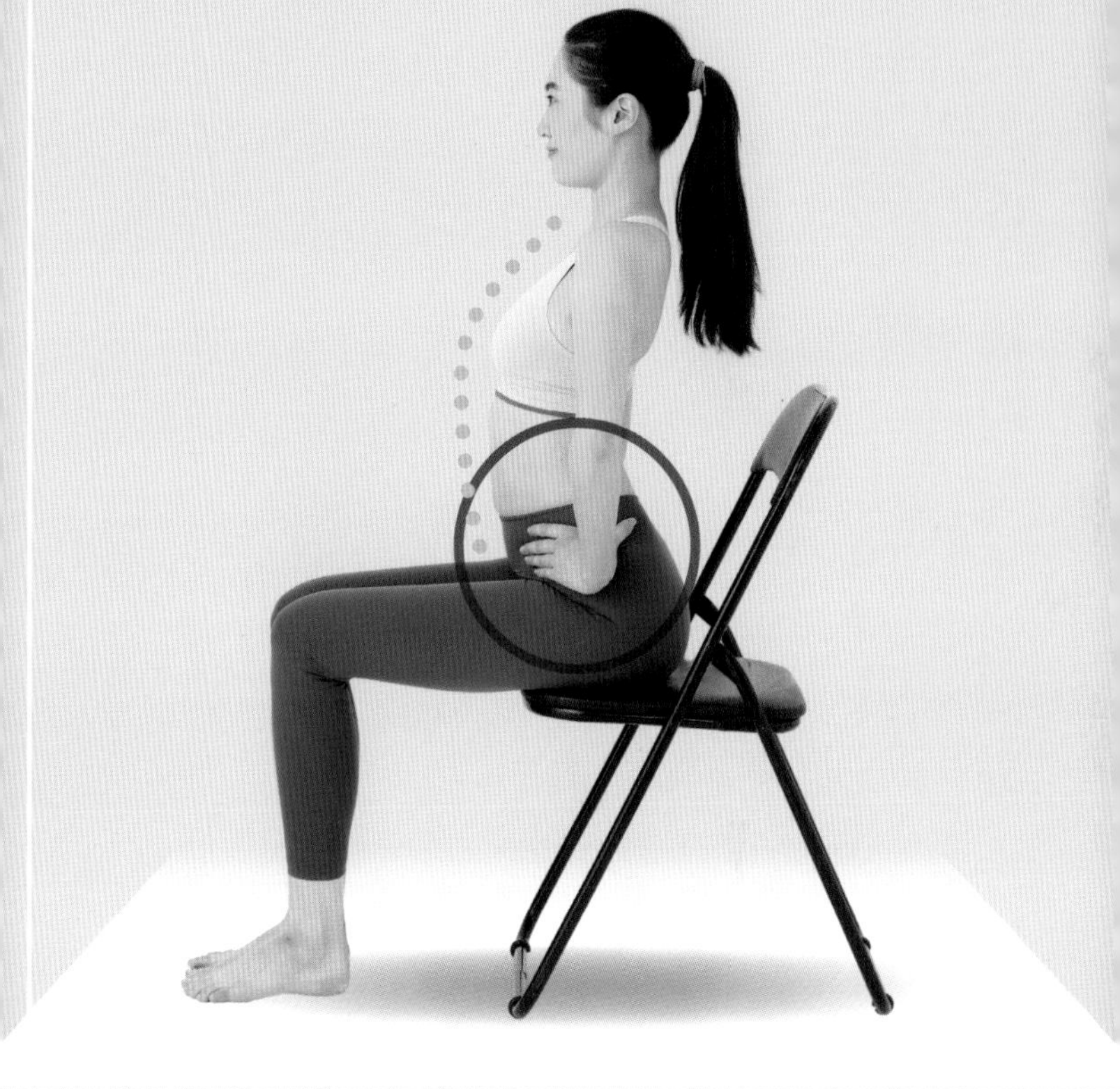

2

首、肩甲骨、腰を意識しながら、骨盤に手を当てて胸を張る。
腰まわりのストレッチになる。

寝たまま骨盤エクササイズ

3~5
回／1セット

1 ベンチやベッドなどにクッションを置いて横向きに寝る。

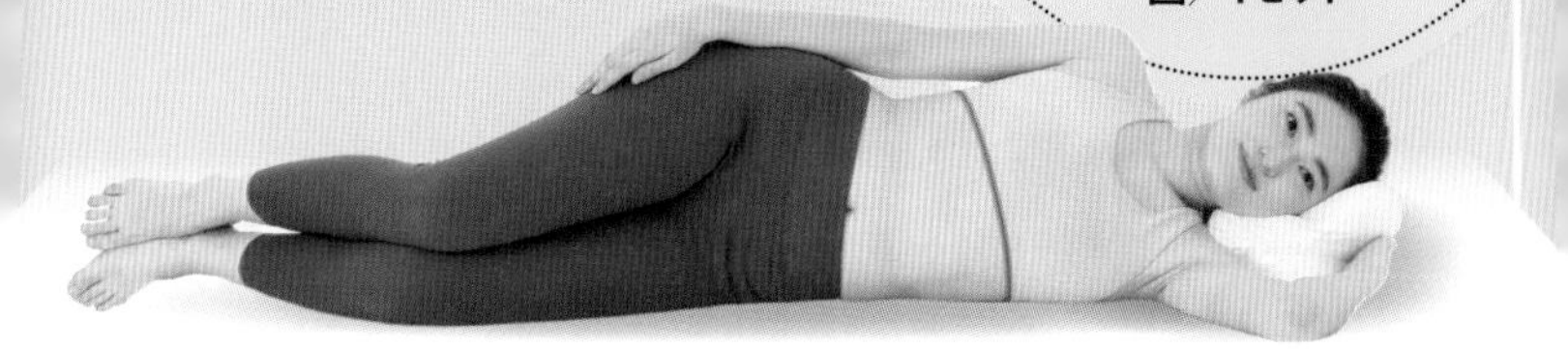

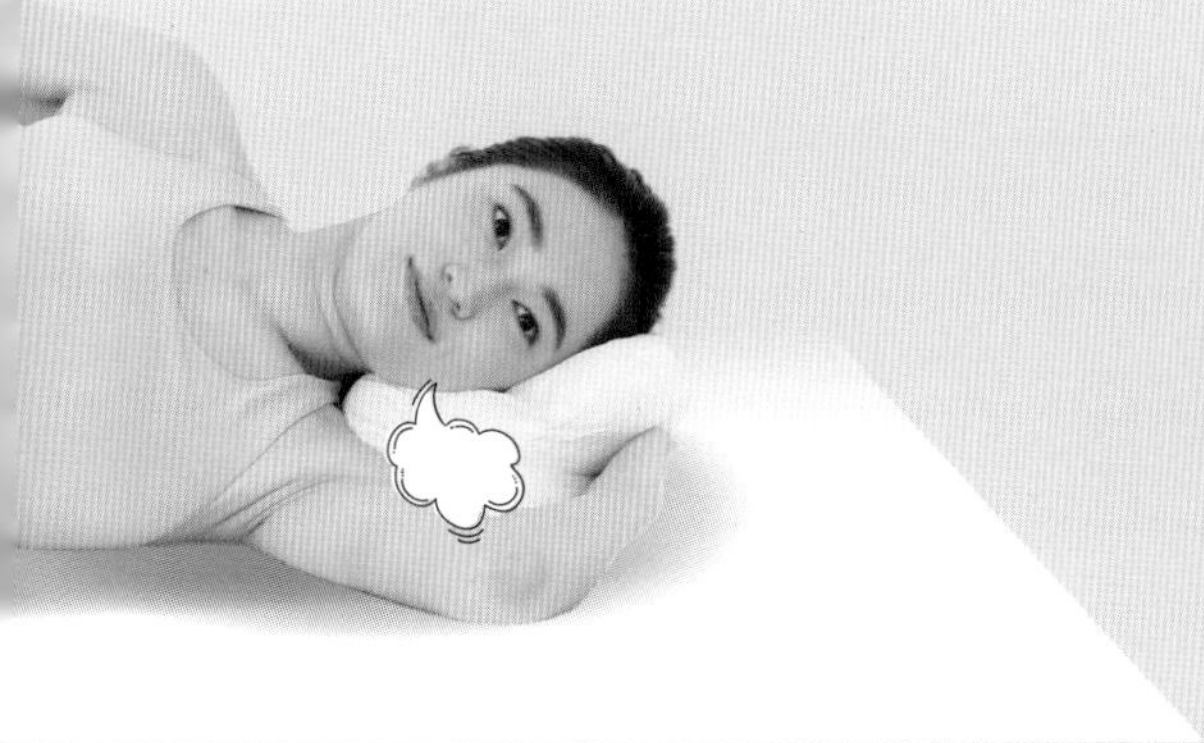

2 片方の手で骨盤を押しながら、床につかないよう、片足を自然と下ろして、おなかから息を吐きながら**3秒間キープ**。これを3～5回で1セット。反対側も同様におこなう。

POINT

腰の後ろの骨が出っ張ったところを親指の腹で押す。

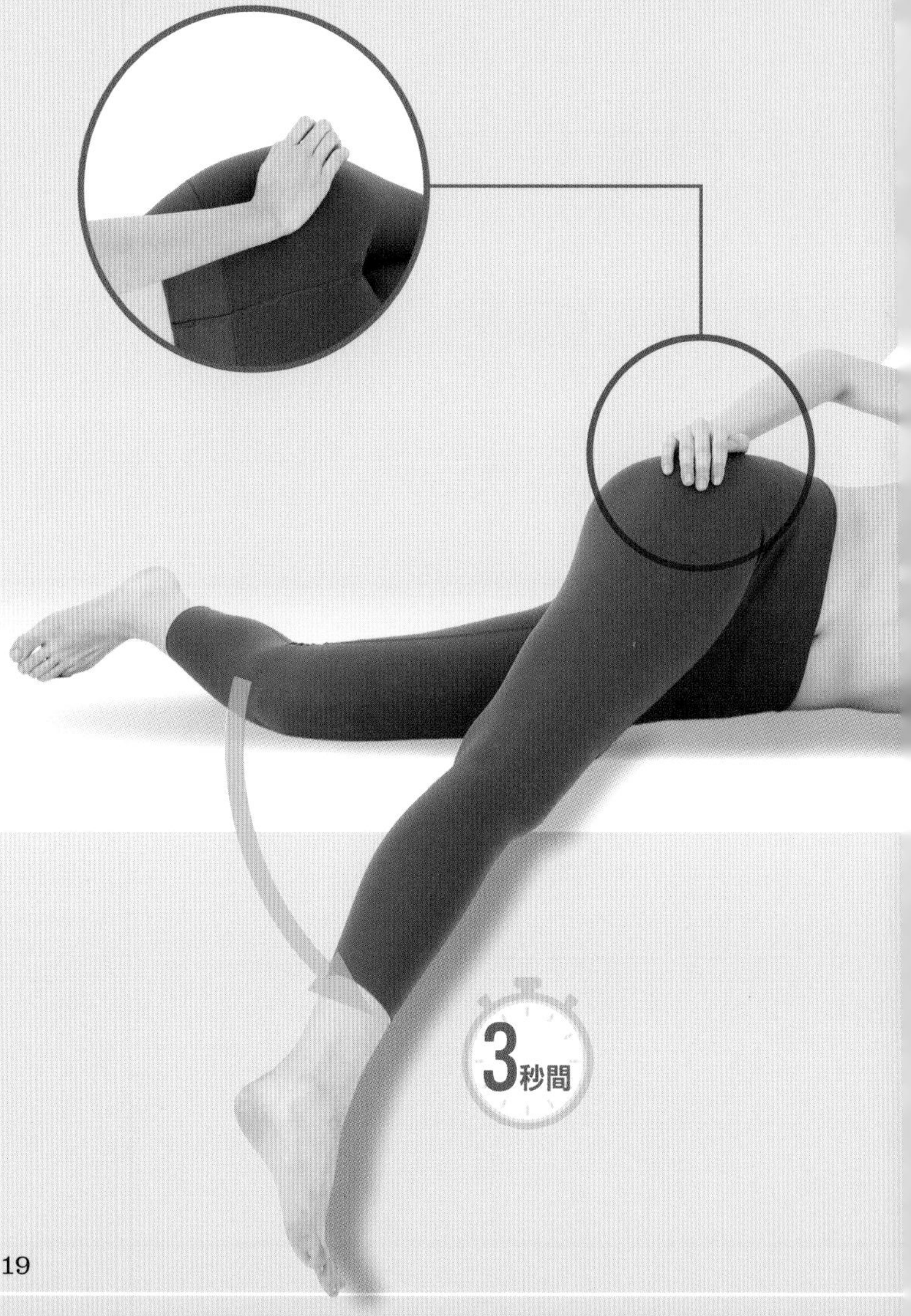

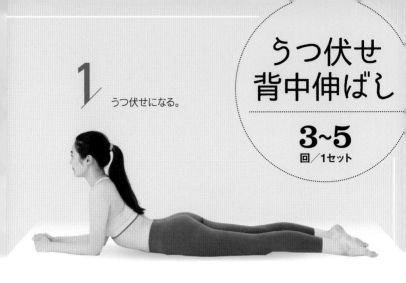

うつ伏せ背中伸ばし

3~5
回／1セット

1 うつ伏せになる。

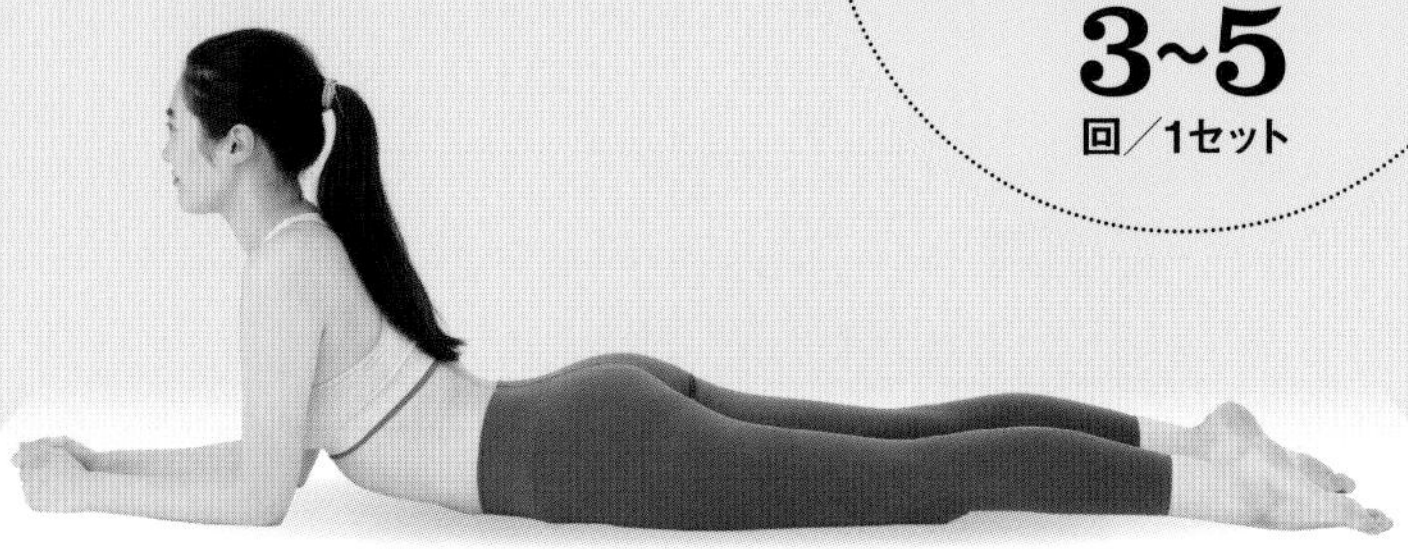

2 両手を伸ばして腕の力で上体を支える。
腹筋を伸ばすように**3秒間キープ**。

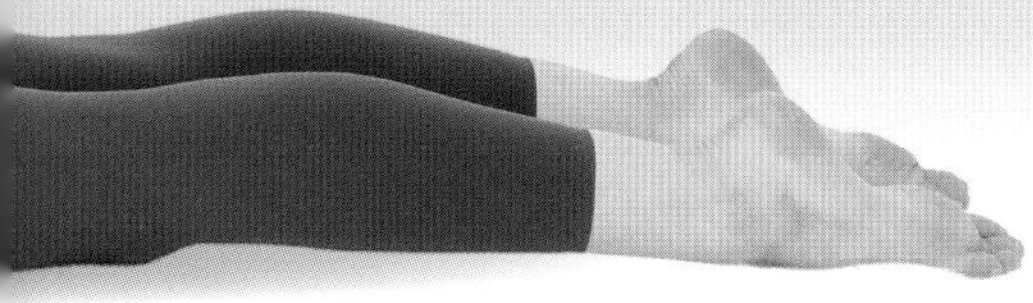

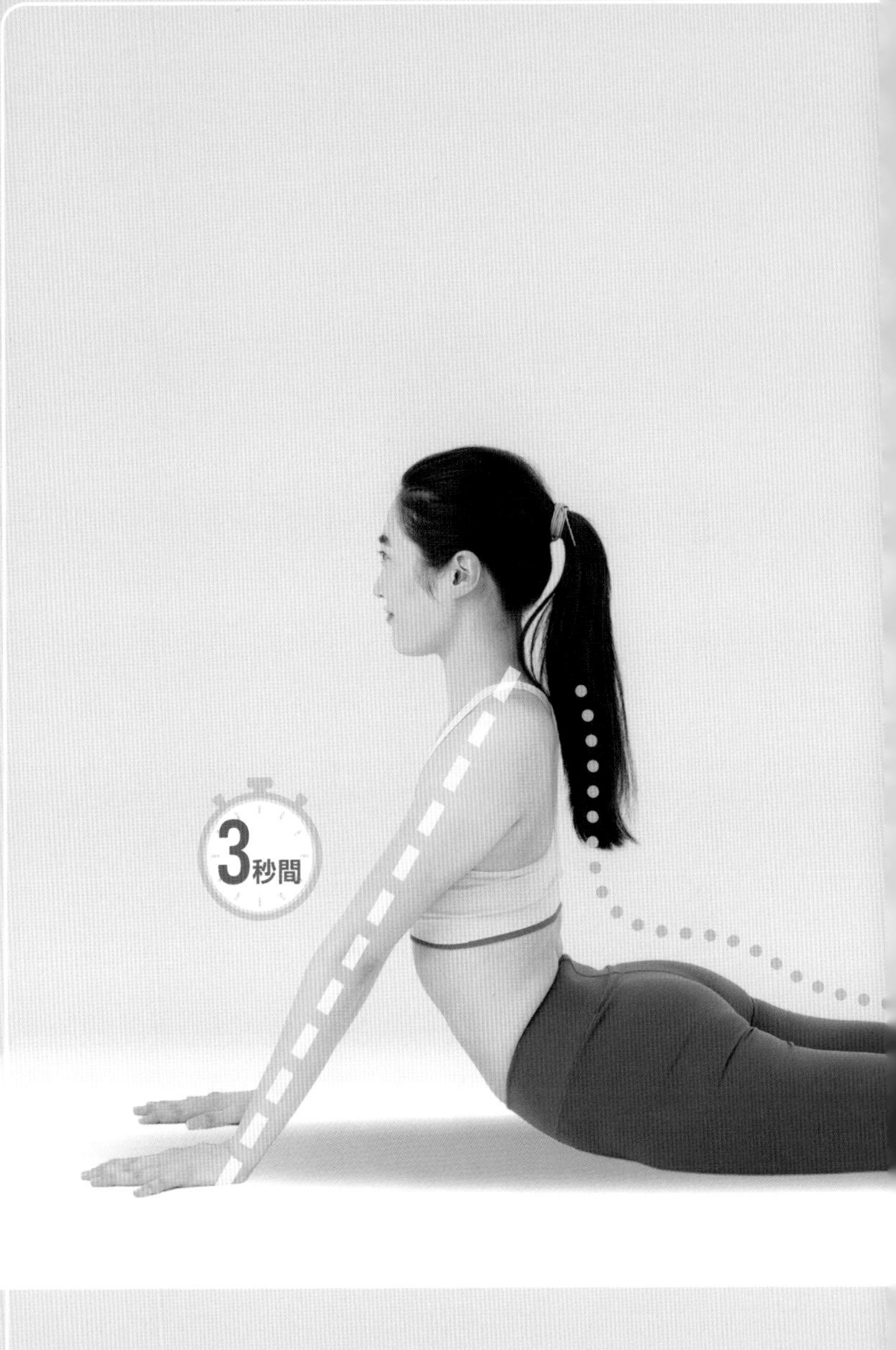
3秒間

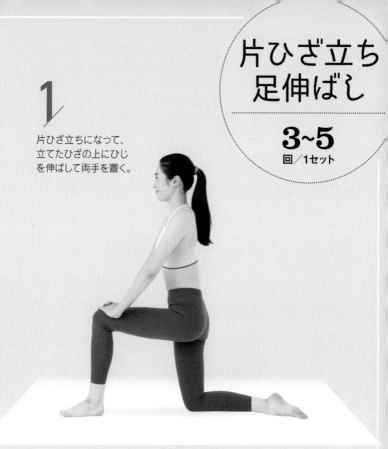

片ひざ立ち 足伸ばし

3~5 回／1セット

1

片ひざ立ちになって、
立てたひざの上にひじ
を伸ばして両手を置く。

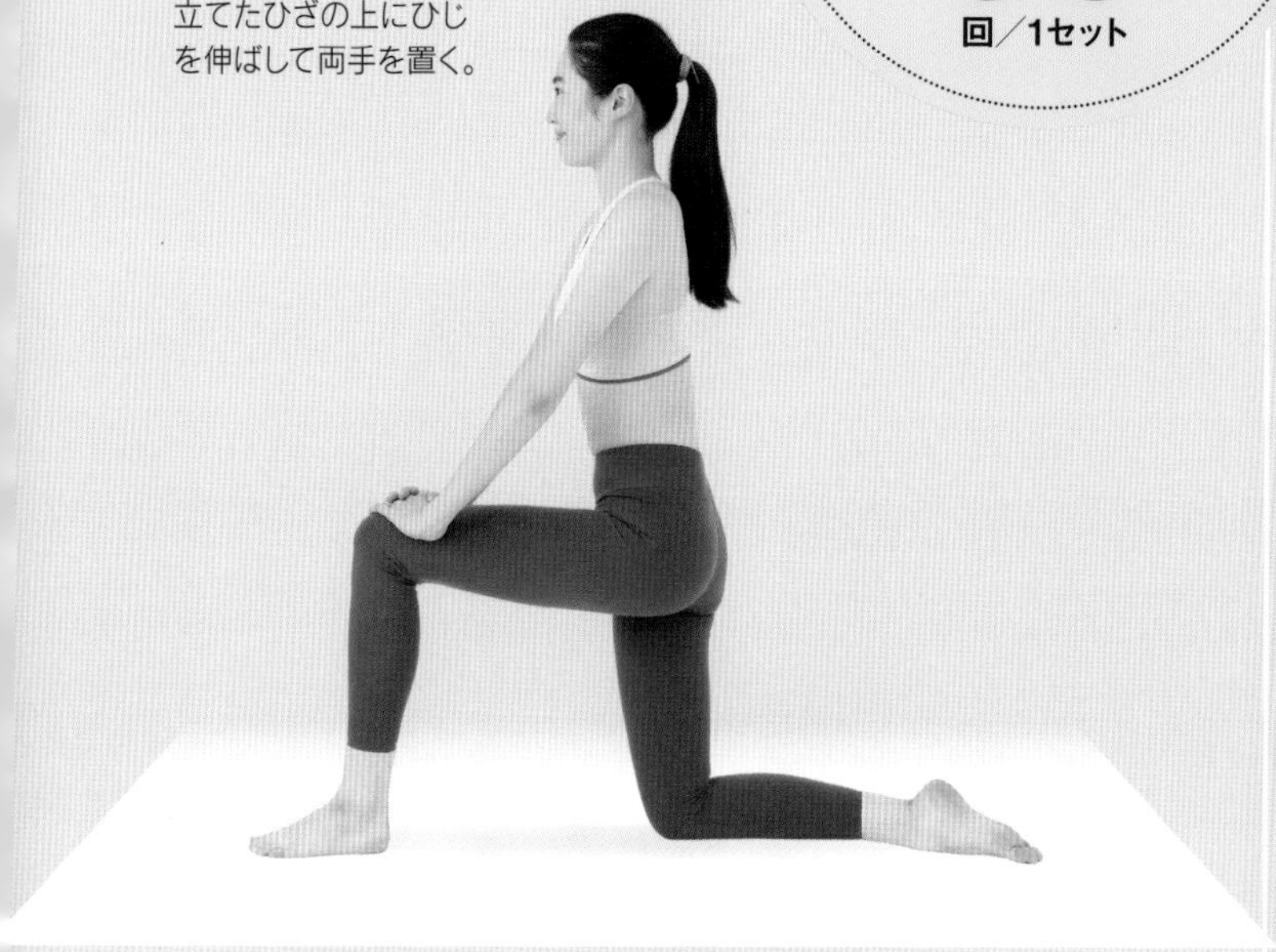

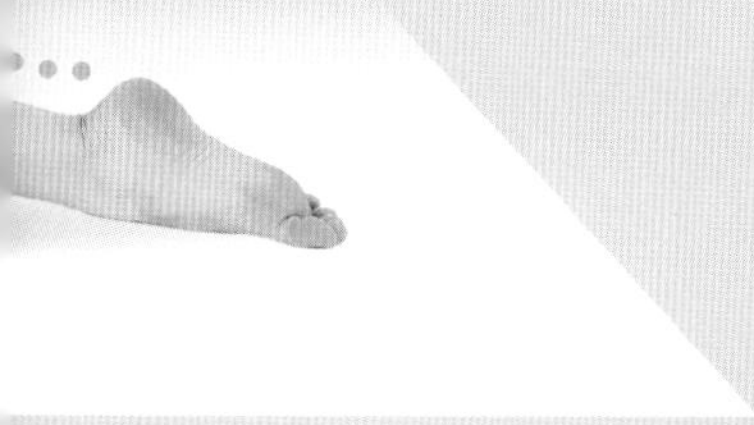

2

背筋を伸ばした状態で、徐々に前方に体重をかけていく。後ろ側の足がストレッチされる。3回おこなったら、足を入れ替えて同様におこなう。

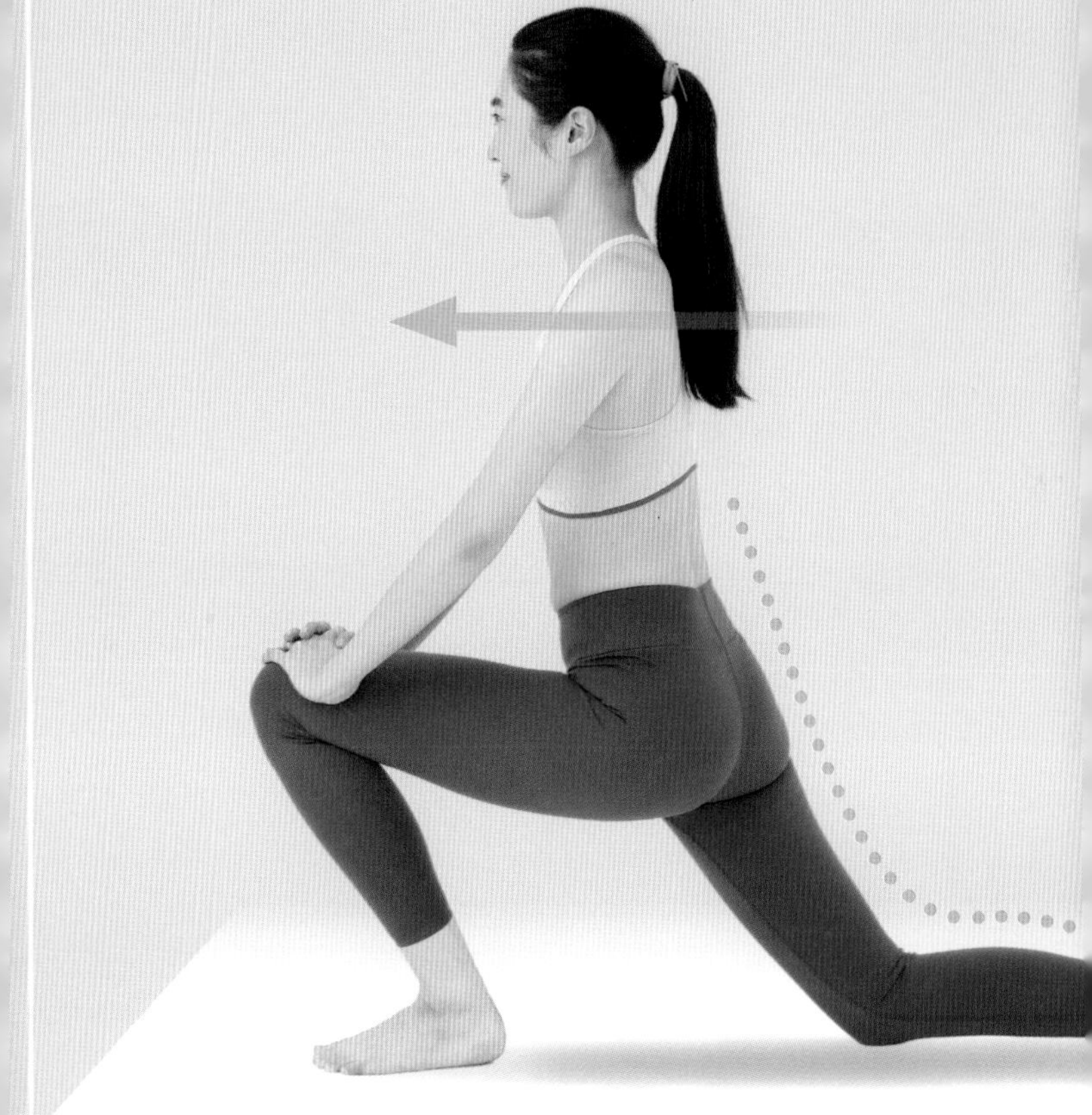

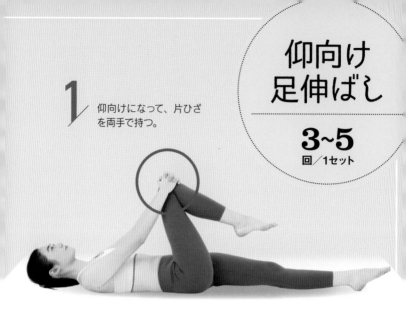

仰向け足伸ばし

3~5
回／1セット

1／ 仰向けになって、片ひざを両手で持つ。

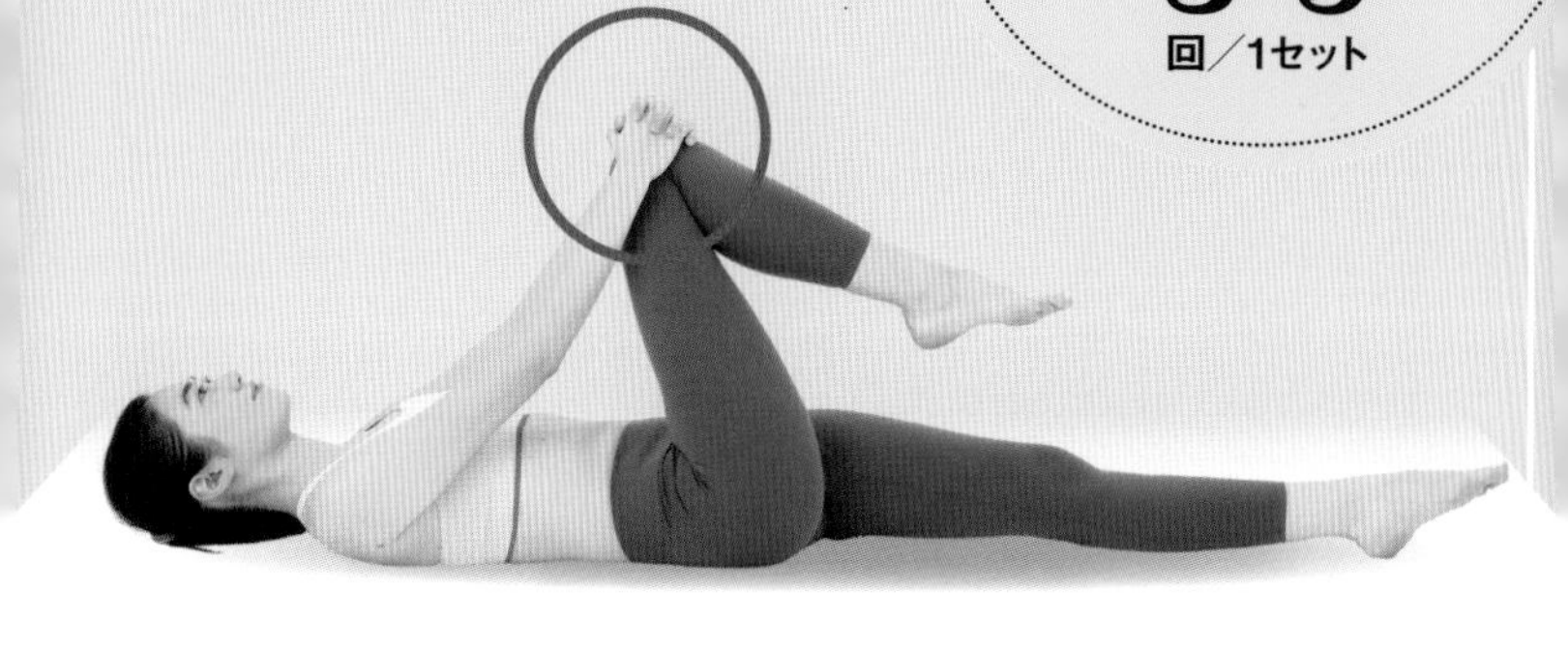

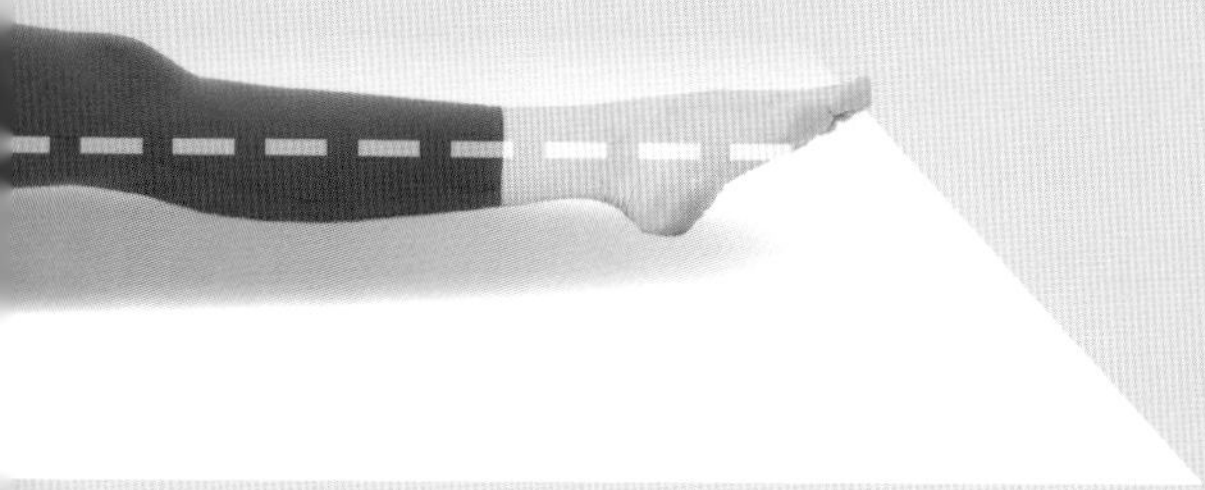

2

もう片方の足は伸ばしたまま、息を吐きながら、ゆっくりと手で持ったひざを胸元に引き寄せて**3秒間キープ**。これを3～5回で1セット。足を入れ替えて反対側も同様におこなう。足の付け根（股関節）もストレッチされる。

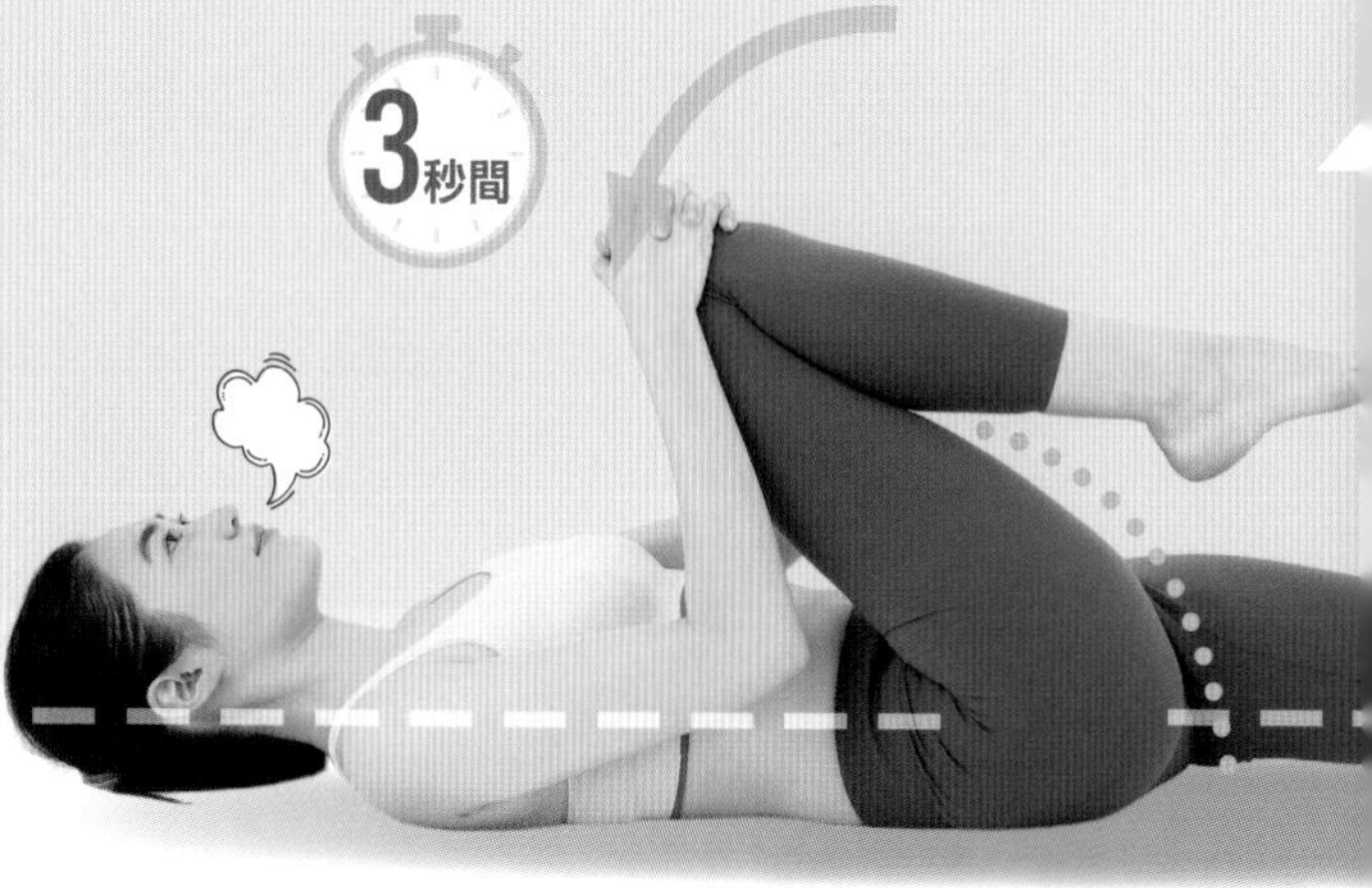

四つん這い背中伸ばし

3~5
回／1セット

1 四つん這いになる。

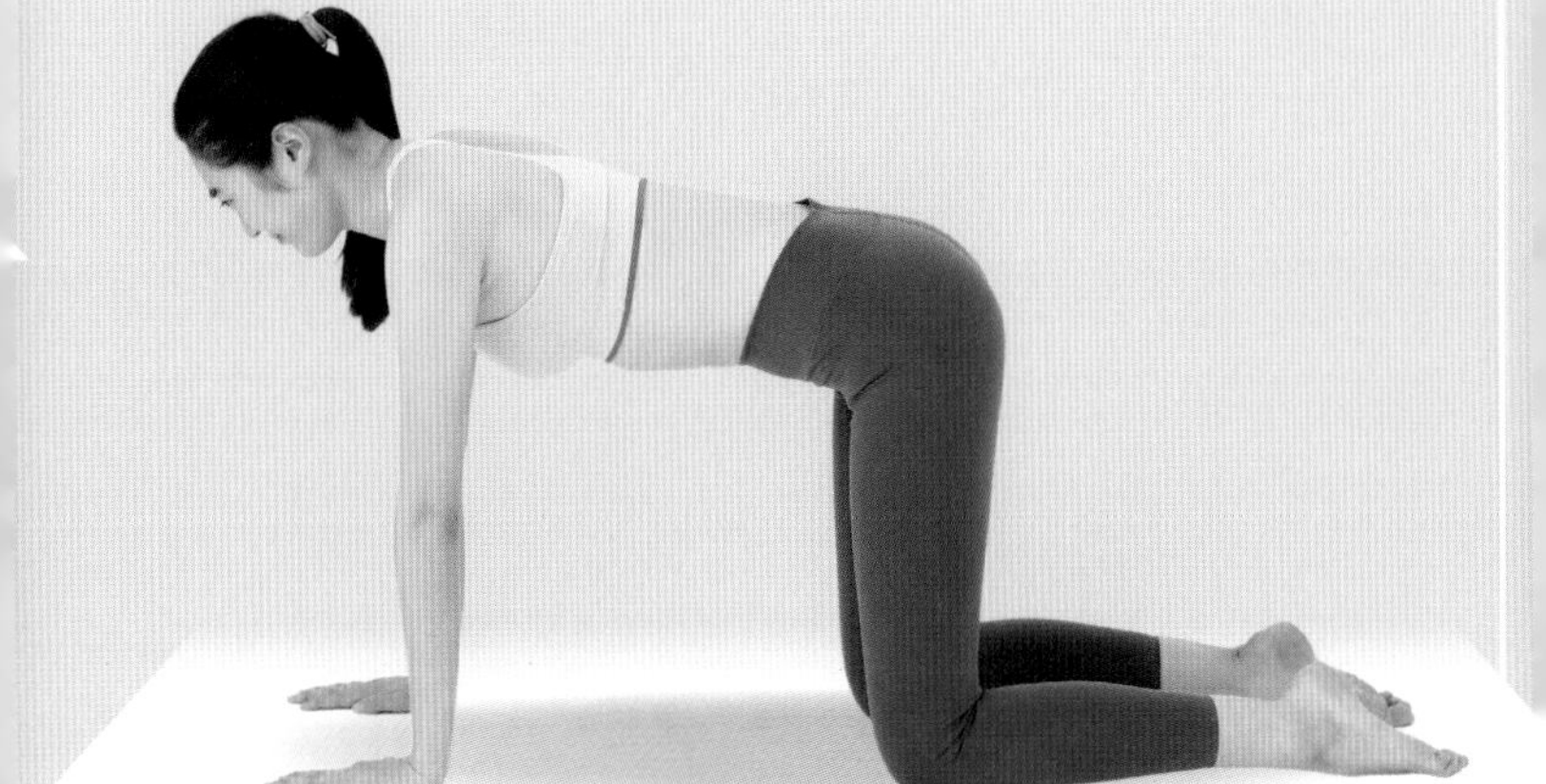

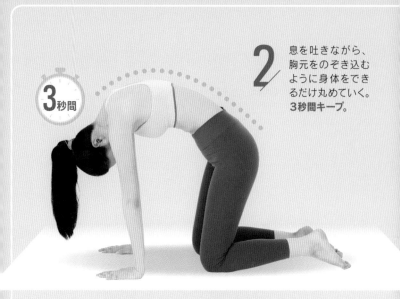

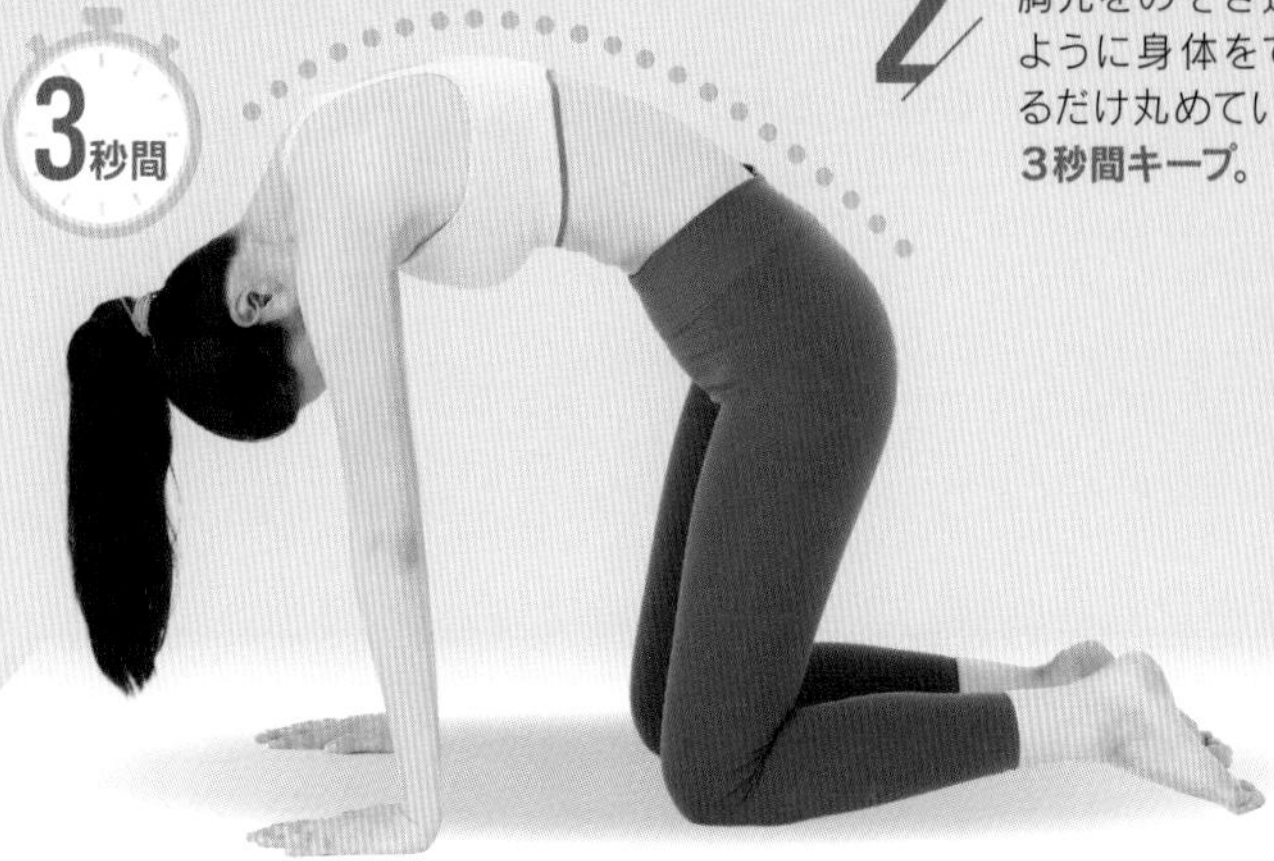

2 息を吐きながら、胸元をのぞき込むように身体をできるだけ丸めていく。**3秒間キープ。**

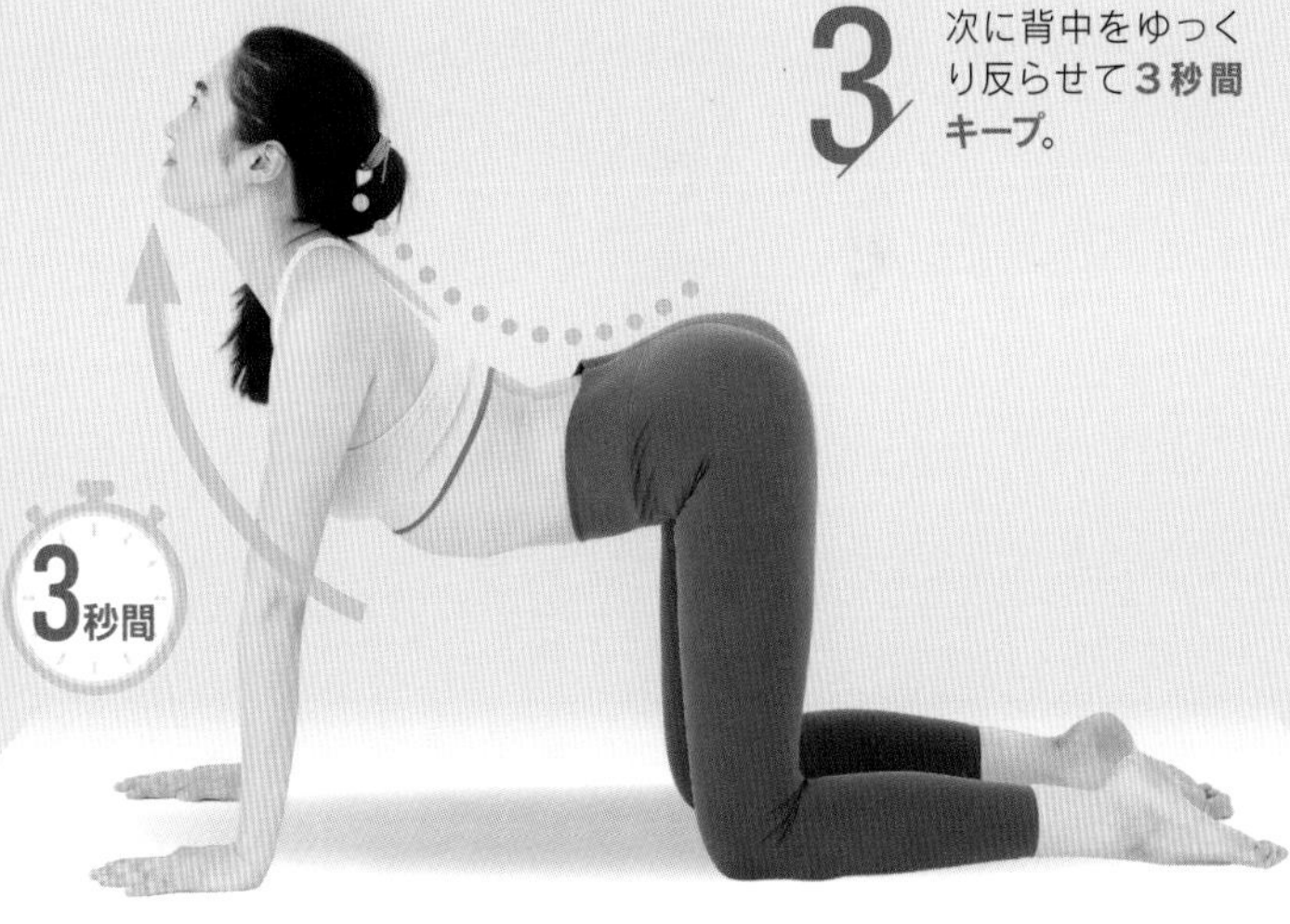

3 次に背中をゆっくり反らせて**3秒間キープ。**

親指伸ばし

3~5
回／1セット

1　ひじを伸ばして親指を引っ張る。３秒間キープ。背中が真っすぐになり、腰痛が緩和される。

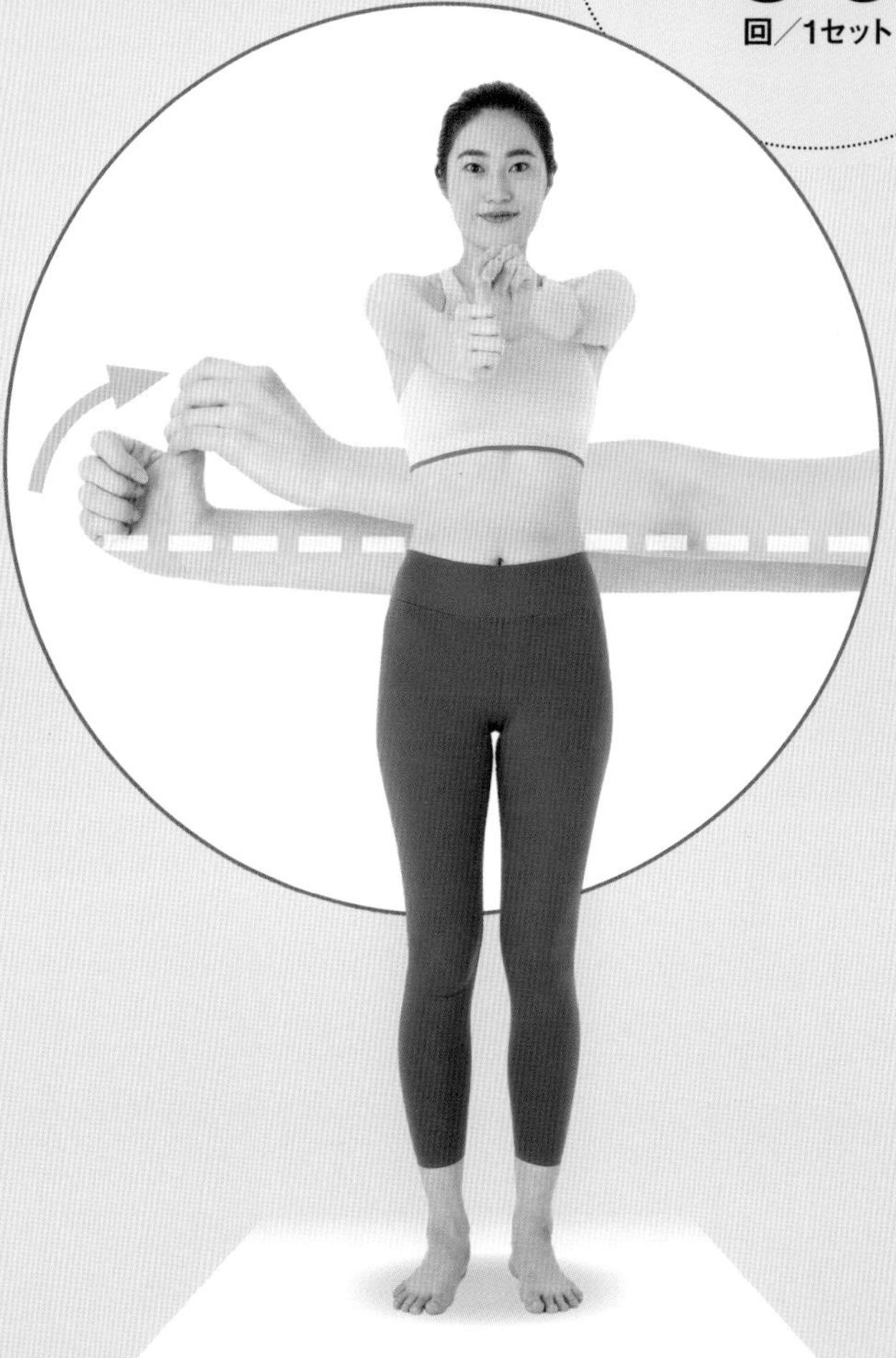

足伸ばし

3~5
回／1セット

1 椅子に浅く腰掛ける。

2 腕を伸ばして、自分の足元を触っていく。ひざの後ろからお尻までがストレッチされる。**3秒間キープ。**

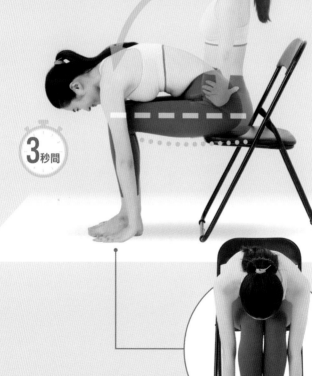

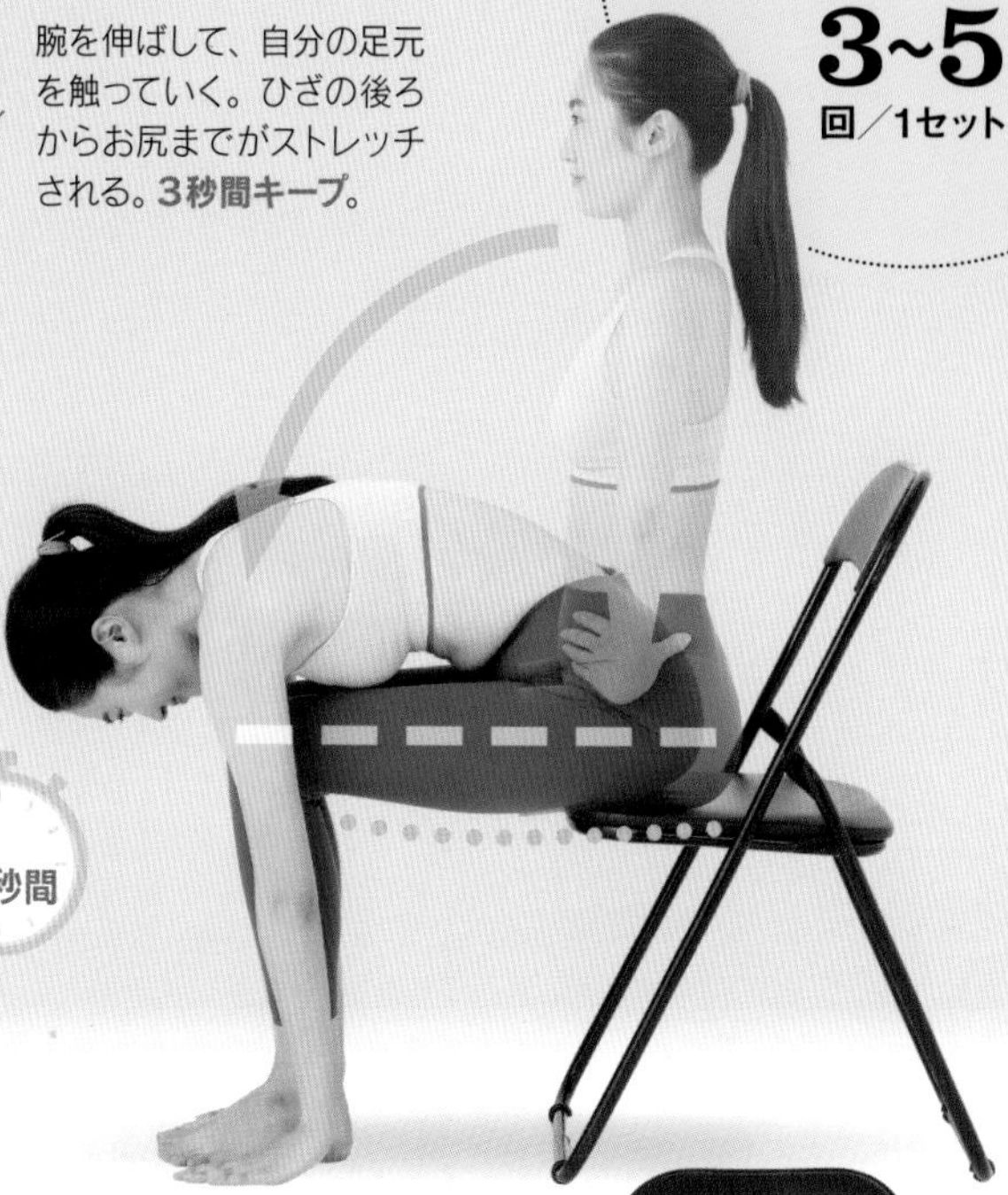

3秒間

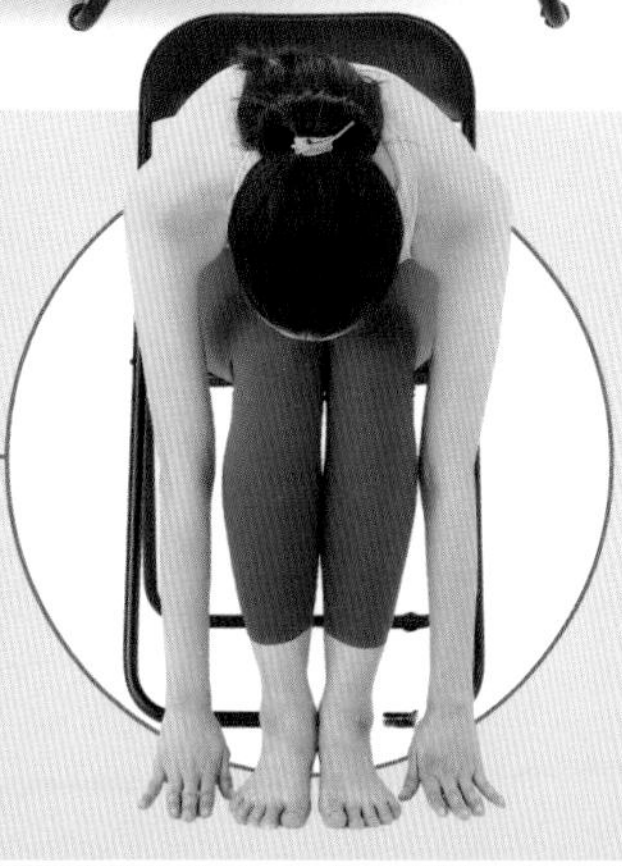

よくある症状別のケア

首痛

3~5
回／1セット

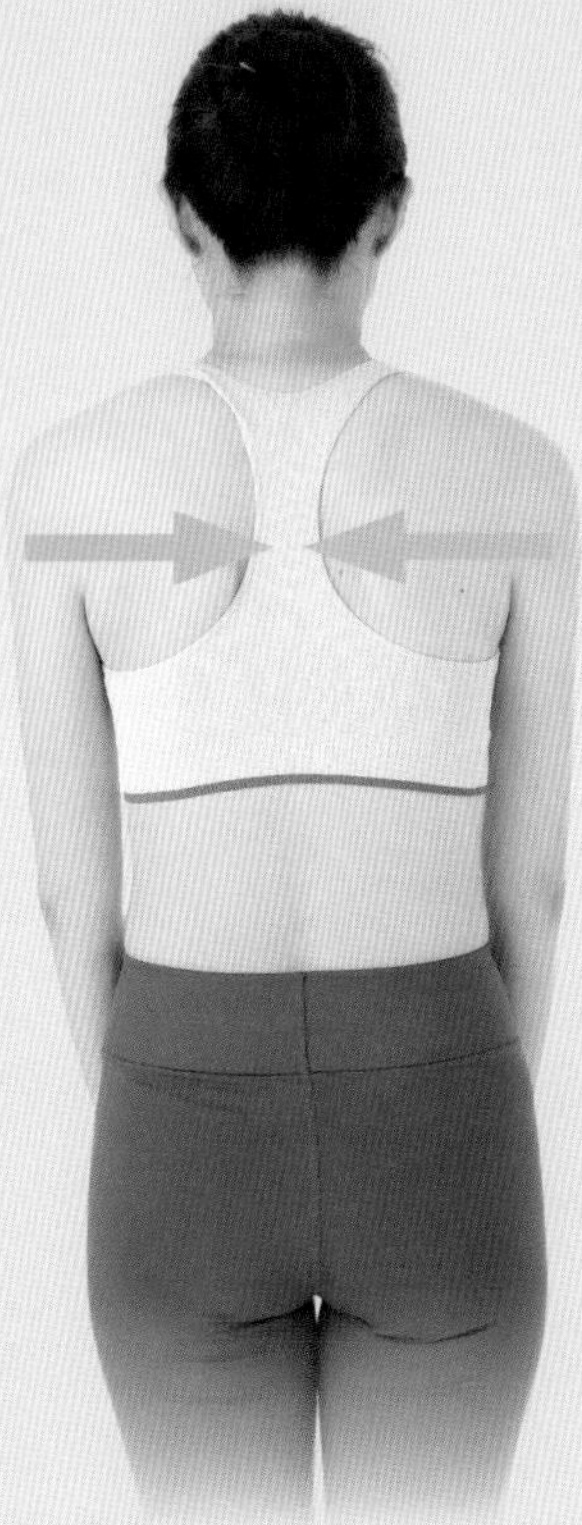

1

肩甲骨同士をつけるように前回し、後ろ回しに動かす。胸や首周りの筋肉のストレッチになる。

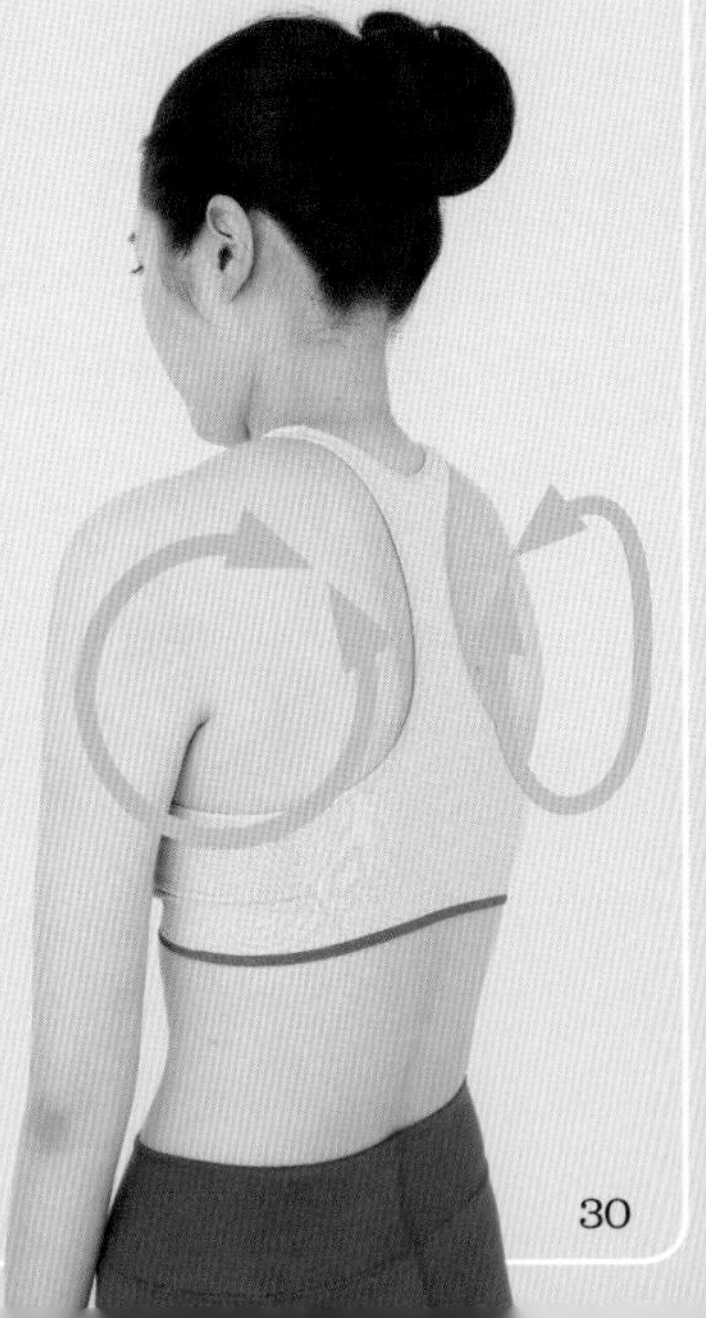

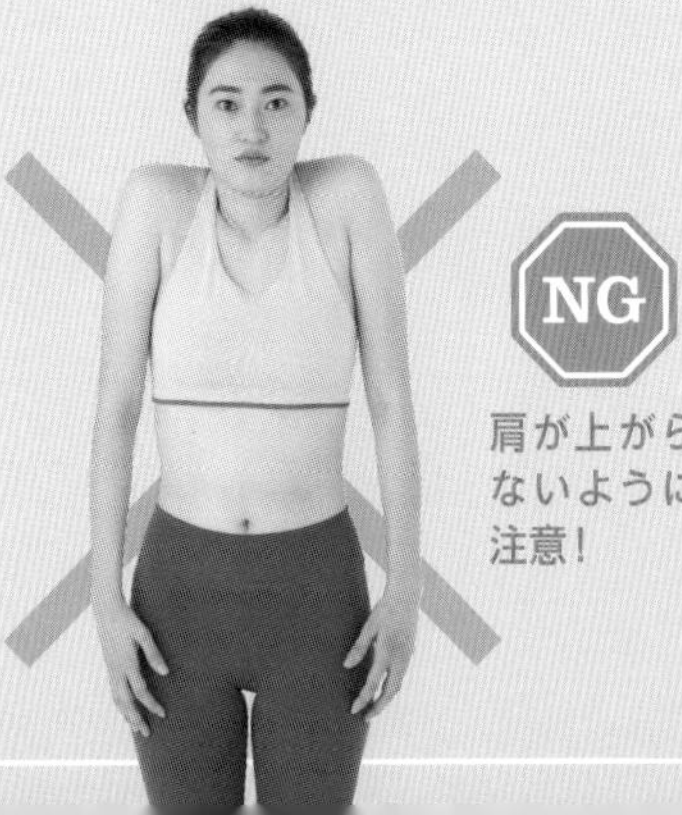

肩が上がらないように注意！

四十肩・五十肩

3~5
回／1セット

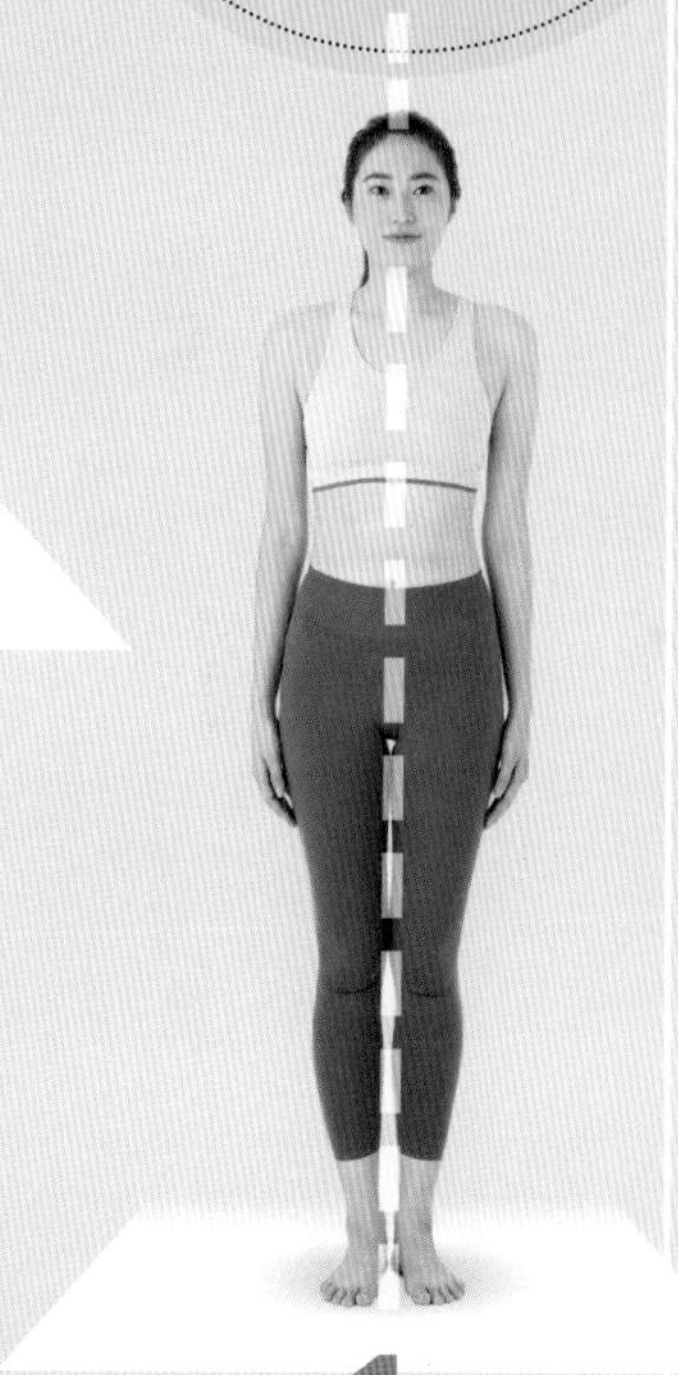

1

背筋を真っすぐに伸ばしたまま気をつけの姿勢。

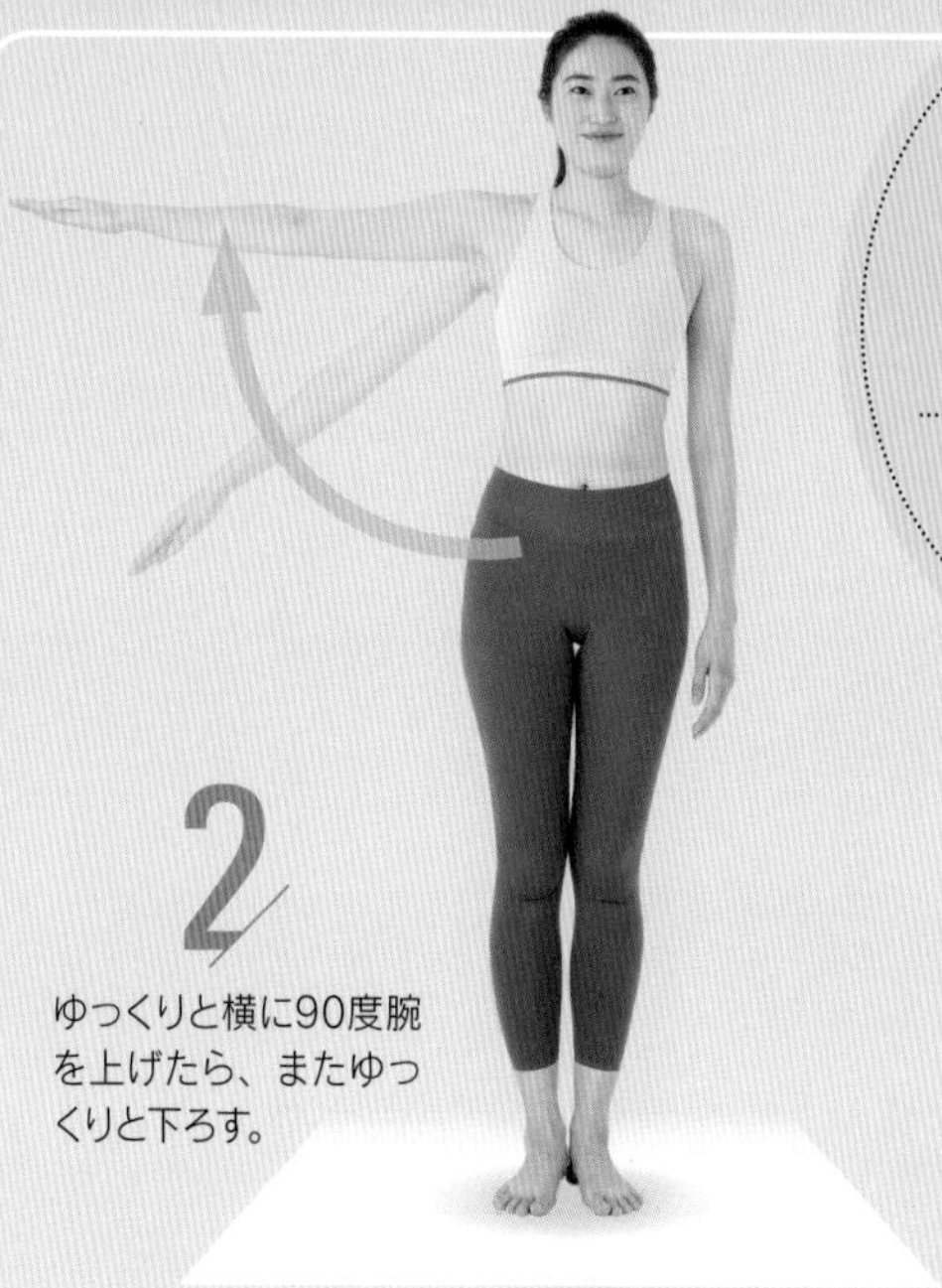

2

ゆっくりと横に90度腕を上げたら、またゆっくりと下ろす。

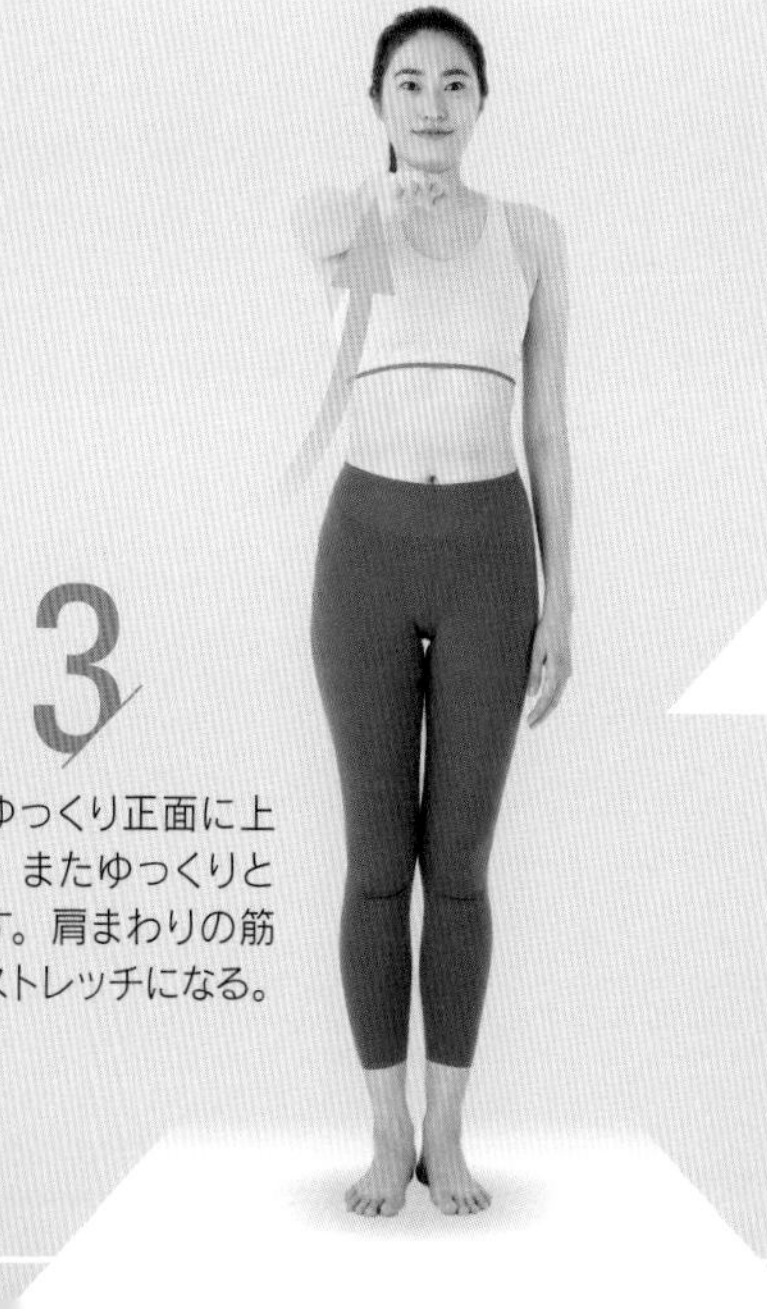

3

次にゆっくり正面に上げて、またゆっくりと下ろす。肩まわりの筋肉のストレッチになる。

背骨のS字カーブを
維持する筋力強化

腹直筋トレーニング

3~5
回／1セット

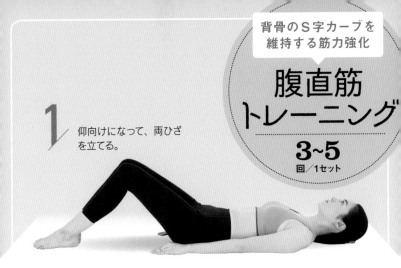

1 仰向けになって、両ひざを立てる。

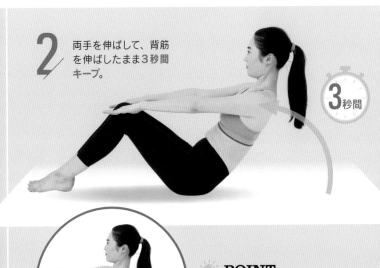

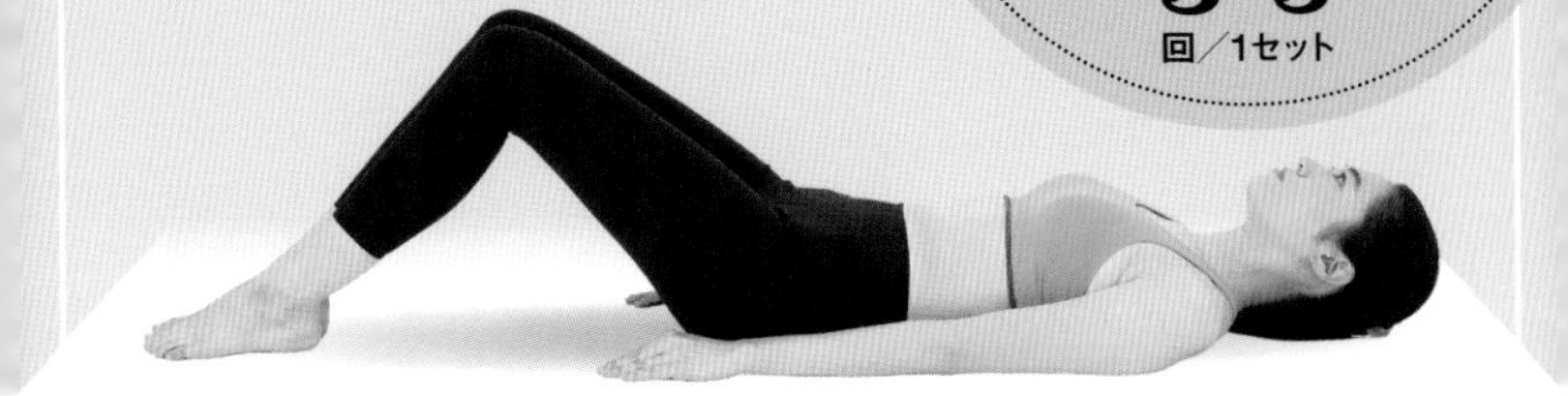

2 両手を伸ばして、背筋を伸ばしたまま**3秒間**キープ。

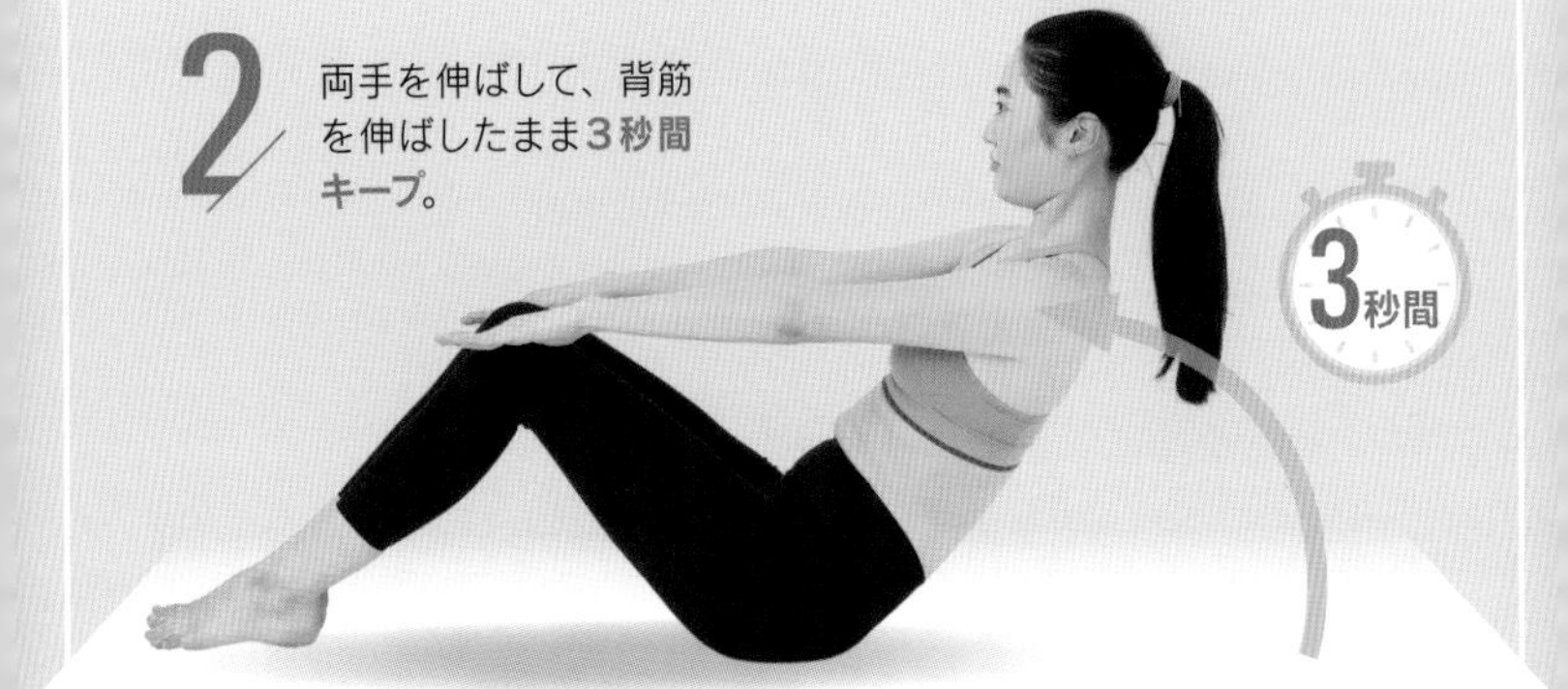

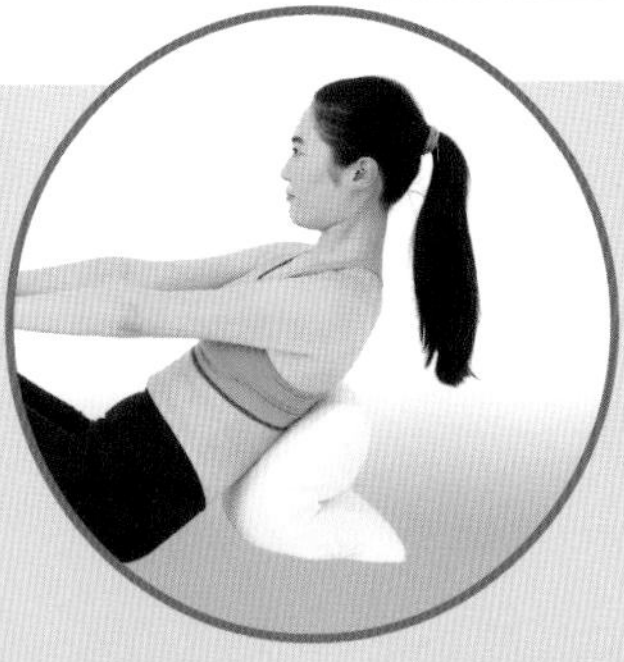

POINT

難しい場合は背中に枕やクッションを置く。

第2章

筋腱膜の過緊張を取れば痛みはラクになる

慢性腰痛症とは3ヵ月以上持続する腰痛の総称で、腰が重い、だるいといった慢性的な痛みが出るものです。その結果、疲労なども悪化します。

当院でおこなう手技治療は、腰痛の痛みを軽快させるものですが、患者さんにはご自宅でできる運動療法も紹介しています。筋肉や腱の緊張をゆるめ、また筋力をつけることは治療効果があります。

治療は痛みを取ることだけが目的ではなく、日常生活を支障なく送るためのものです。運動習慣がなくなってから、腰痛が再発したという人はたくさんいます。痛みがあるときだけではなく、日々継続して予防にも役立ててください。

▼運動をする前に

呼吸法

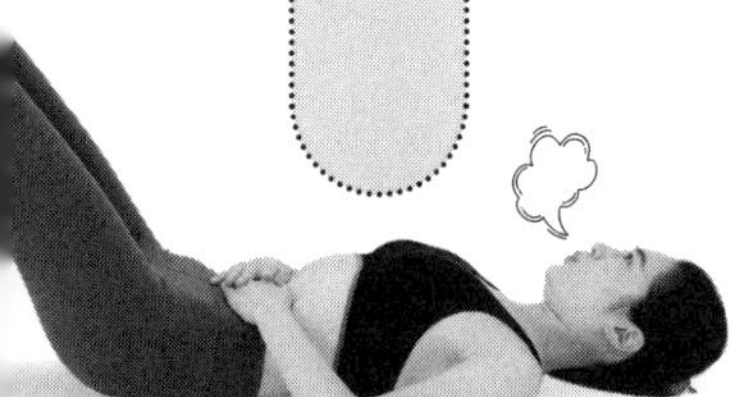

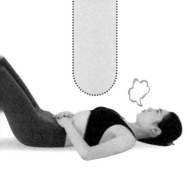

本書で紹介する運動は、腰痛患者さんをおもに対象としているため、体幹にアプローチするものです。首から上、ひじから先、ひざから下の症状を抱えている方は別途の治療が必要です。

また、運動すべてをおこなわなければいけないというものではありません。できるものから始めてください。

まず、**すべての運動は腹式呼吸をしながらおこなってください。**腹圧の問題です。肺に空気が入りすぎていると、息を溜めたままおこなう動きは苦しくなります。

おなかを大きく膨らませて、口から息をゆっくり吐く腹式呼吸によって、関節の伸び縮みがしやすくなります。内圧を変えることによって筋肉の伸び縮みが身体の中で起こります。外の筋肉だけではなくて、身体の中の筋肉も使えます。

また、運動は1セット3回から始めて、最大でも5回程度で十分です。1日1

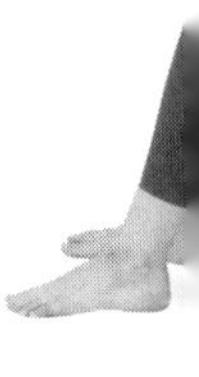

セットが基本ですが、長時間同じ姿勢でいたり、痛みが出たりしたときに、体操を無理なくおこなってラクになるという人は、自分なりのペースで自由に取り組んでみてください。もし痛みが増すようであれば、早急に体操は中止して、専門の医療機関を受診してください。

▼筋腱膜をゆるめる体操

自己懸垂法

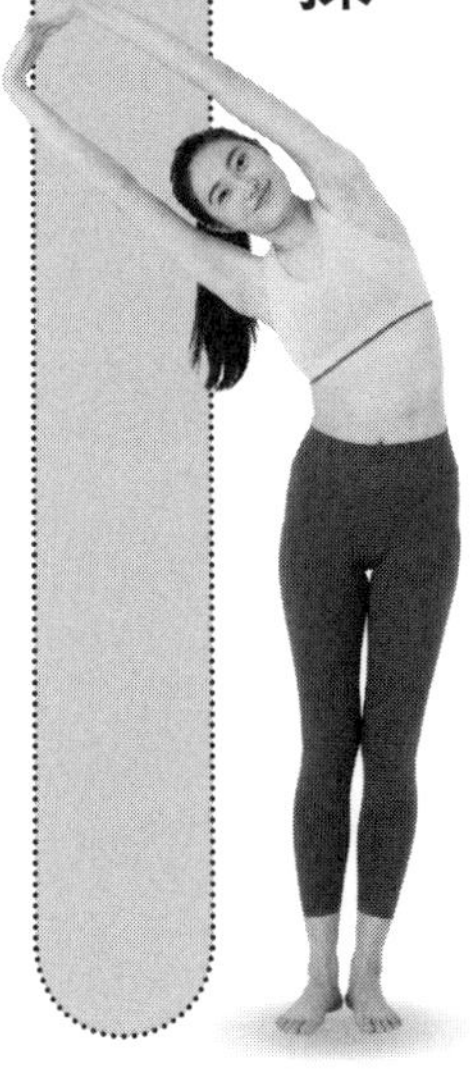

はじめは、自分で自分の身体を引っ張り上げる自己懸垂法です。この運動は腰痛の患者さんに十数年指導しています。

気をつけの姿勢で真っすぐ立ち、手を頭の上で組み、すーっと天井に手が届くようなイメージで真っすぐ伸ばします。そのあと右に傾けて3秒。ゆっくり戻して、反対側（左）に3秒倒したら、真っすぐに戻してそっと腕を下ろします。両手を真っすぐ上げにくい人は、タオルや棒を持ちながらおこなってもかまいません。

頭、背中、腰を意識しながら真っすぐ伸びると、首から腰まで全体の筋腱膜の稼働率が上がります。

簡単に言えば筋肉を過延長。要するに通常以上に延長させる、筋肉を伸ばすことによって反対側の筋肉が縮みます。一部位に対して考えると、緊張と弛緩《しかん》を同時におこなっています。

これが基本のストレッチです。左右に振ることによって脇の筋腱膜も伸びます。

座り骨盤伸ばし

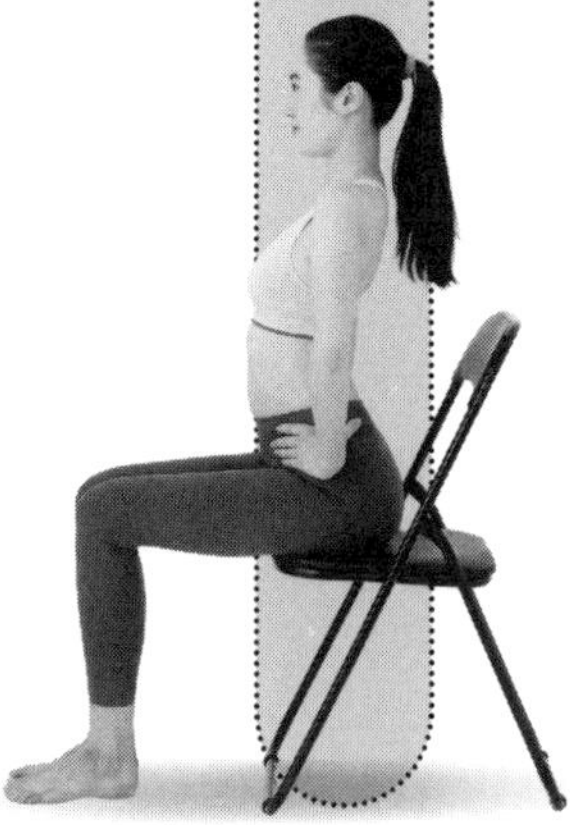

腰が曲がっていて、真っすぐ立てないなど、自己懸垂法が難しいという人もいます。その場合は座ったままでもできる体操があります。

近年、リモートワークの増加で腰を痛める人が増えました。そうした人は椅子に浅く腰掛けて、骨盤に手を当てて胸を張ることで腰の過緊張が緩和します。首、肩甲骨、腰を意識しておこなう運動です。意味としては骨盤周辺の筋腱膜が伸びます。

長時間のデスクワークをしていると、立ち上がって腰に手を当てながら「あ〜、疲れた」と伸ばす。これは無意識に骨盤伸ばしをおこなっているのです。

これら2つが基本の運動です。立っていても座っていても、頭の付け根から足の付け根まで、背骨の関節をすべて動かします。ご存知のとおり、背骨はS字にカーブしているので、数秒伸ばしてあげると、骨の周りに付いている筋肉の付け根、筋腱膜が引っ張られます。

とくにデスクワークが多く、腰痛もちの人は、普段からこうした体操をすると、腰痛は緩和するでしょう。

寝たまま骨盤エクササイズ

脚がしびれるとか腰を伸ばすことが痛くてできないという人には、寝たままできる方法を提案します。

ベンチやベッドに横になって、片足を自然と下ろします。地面に足が付かない状態で床側の手で頭を支えて、もう片方の手で腰を押します。おなかから息を吐きながら3秒間3~5回を1セットで、片足ず

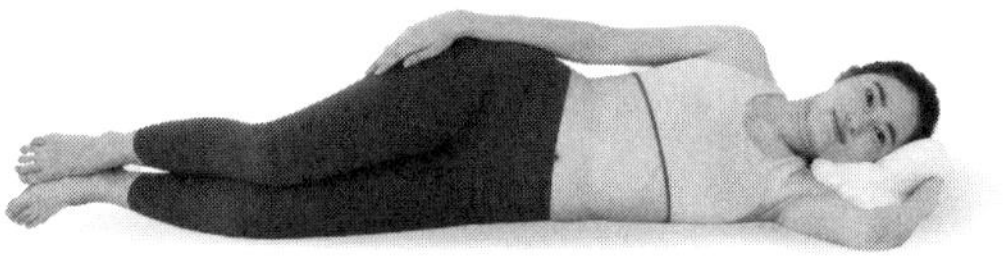

つおこないます。骨盤周辺の血行が押すことでよくなり、腰痛が緩和されます。

うつ伏せ背中伸ばし

うつ伏せのまま、両手を伸ばして腕の力で上体を支えます。腹筋を伸ばすように3秒間、背中を反らします。頭から腰までの関節を動かすので、とくに脊柱起立筋がゆるみます。

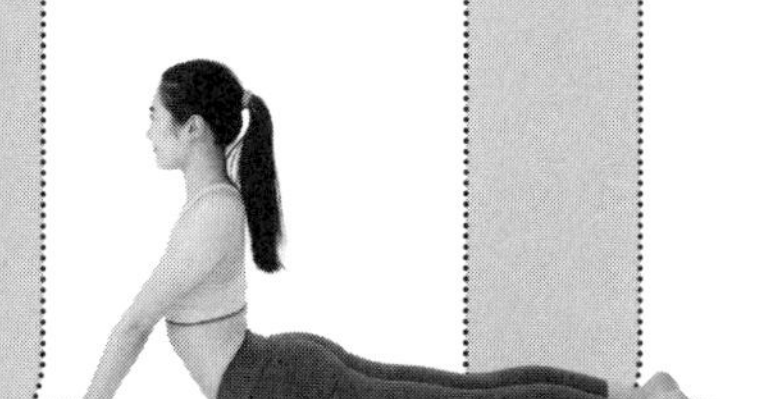

片ひざ立ち足伸ばし

片ひざ立ちになって、立てたひざの上に両手を置きます。背筋が伸びた状態で、徐々に前方に体重をかけていきます。後ろ側の足がストレッチされます。3～5

回おこなったら、足を入れ替えて同様におこないます。お尻の筋肉である腰殿筋のストレッチですが、仙腸関節の稼働も促します。

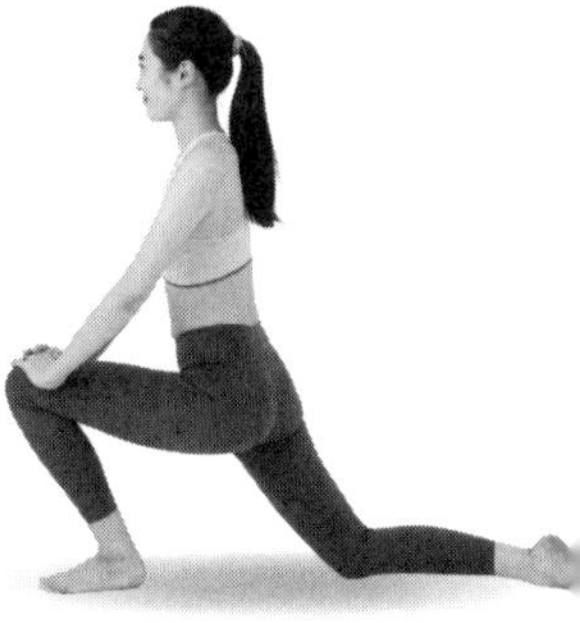

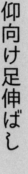

仰向け足伸ばし

足の筋肉が痛い、ひざをつくと痛いという人は、寝たまま同様におこないます。仰向けになって、片ひざを両手で持ちます。もう片方の足は伸ばしたまま、息を吐きながら、ゆっくりと手で持ったひざを胸元に引き寄せます。

3～5回3秒間おこなったら、足を入れ替えて同様におこないます。足の付け根（股関節）もストレッチされます。

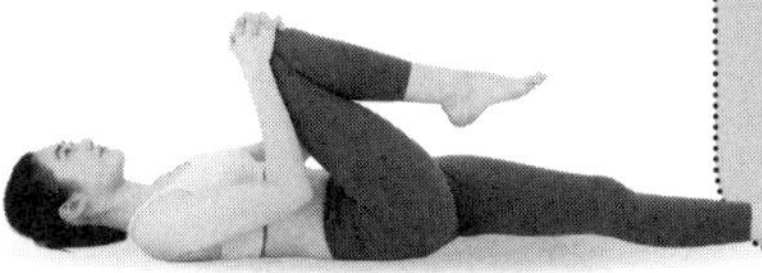

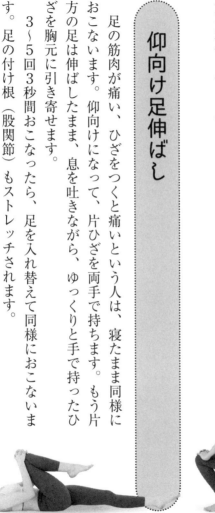

四つん這い背中伸ばし

ベッドから起きてすぐにできる運動もあります。犬が起きぬけにグーッと背中を伸ばす姿勢を見たことはないでしょうか？　同じように四つん這いになって、息を吐きながら、自分の胸をのぞき込むように身体を丸めていきます。3秒間続けたら、今度は3秒間背中をゆっくり反らせていきます。腰の左右バランスを取れて、背骨と骨盤を結んでいる腰方形筋のストレッチになります。

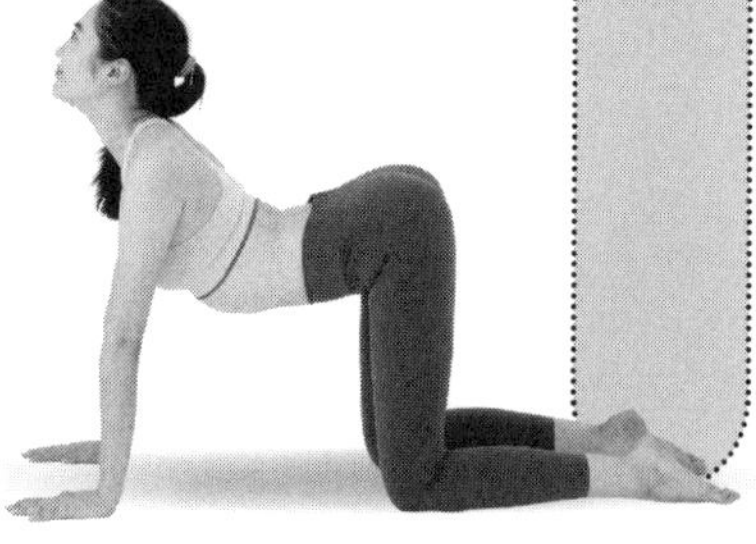

親指伸ばし

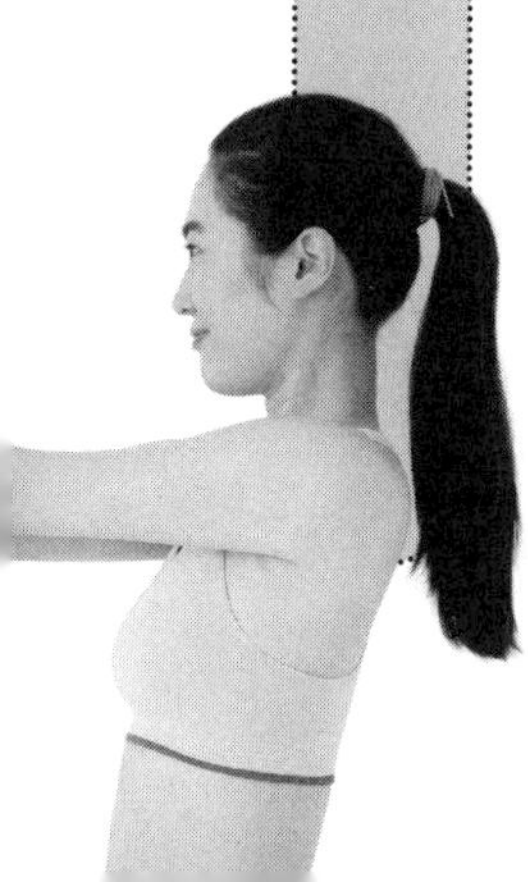

手を押すことによって、ツボに効くと言われます。ツボではなく、親指を引っ張ってあげると、背筋がピンと伸びるはずです。3秒間、ひじを伸ばして親指を引っ張ると背中が真っすぐになります。

腰が痛いという患者さんに、「背筋を伸ばしながら親指を引っ張ってみてください」と伝えると、拍子抜けされますが、実際にはそんな簡単なことでもよくなってしまいます。

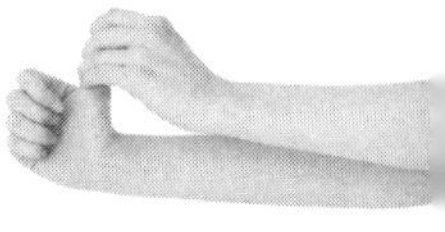

足伸ばし

座った姿勢で自分の足を押さえていくと、腰の柔軟性も上がります。腕を伸ばして、自分の足元を触ってください。ひざの後ろからお尻まで伸びます。手も伸びるから肩甲骨

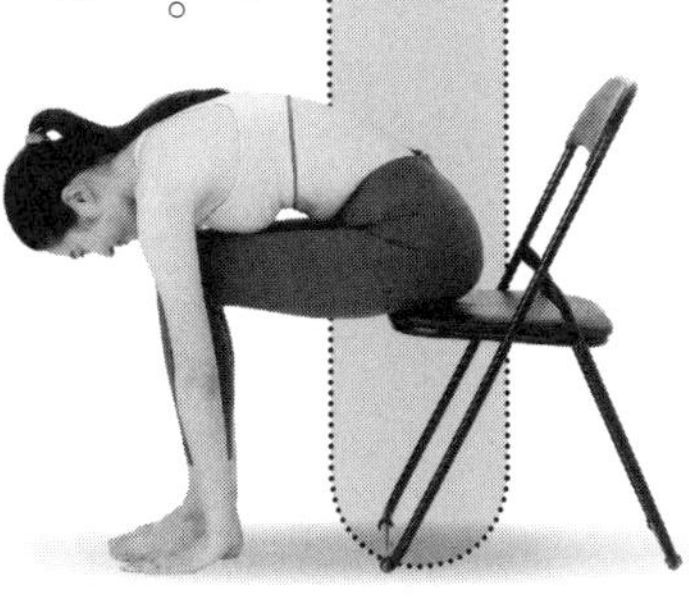

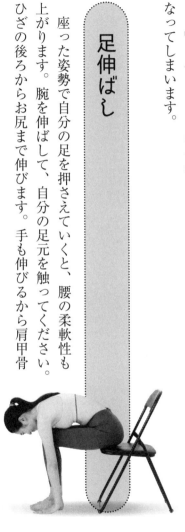

も伸びます。

立ったり、床に座った状態ですると、すごくきついですが、椅子に座っておこなう分には、それほどつらくありません。

▼よくある症状別のケア

首痛

首のケアは肩甲骨がメインです。首の悪い人は、巻き肩になっているため、肩を上げずに肩甲骨同士をつけるように動かします。これによって大胸筋や胸鎖乳突筋が動かされて、過緊張が解けます。

肩が痛いと言われてじつは首が痛い場合も、首が痛いのにじつは肩が悪いといったケースは、少ない割合ですがいます。

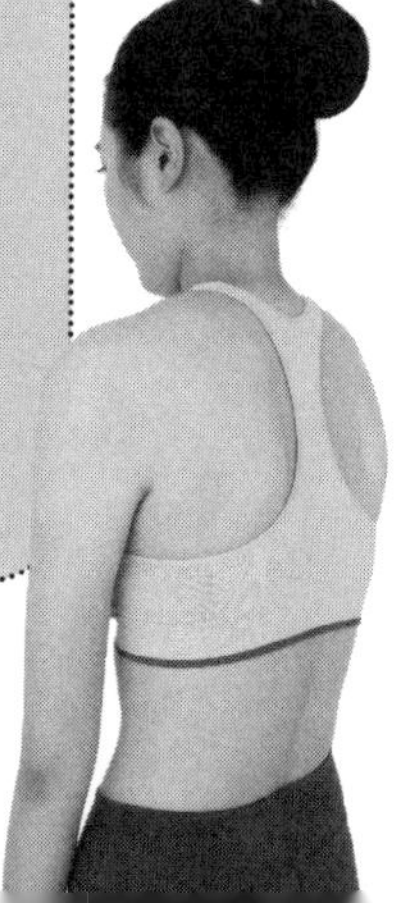

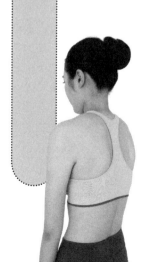

四十肩・五十肩

肩の症状は脊椎からきているものではなく局所的な疾患です。四十肩・五十肩のいちばんの問題は肩関節の拘縮です。それをゆっくりと動かすことで拘縮をゆるめていきます。

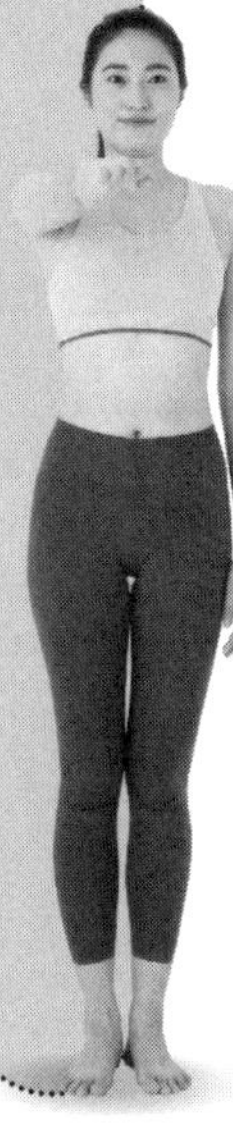

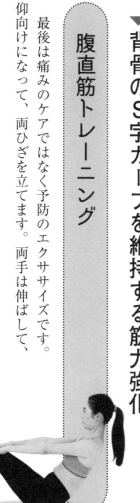

▼背骨のS字カーブを維持する筋力強化

腹直筋トレーニング

最後は痛みのケアではなく予防のエクササイズです。

仰向けになって、両ひざを立てます。両手は伸ばして、

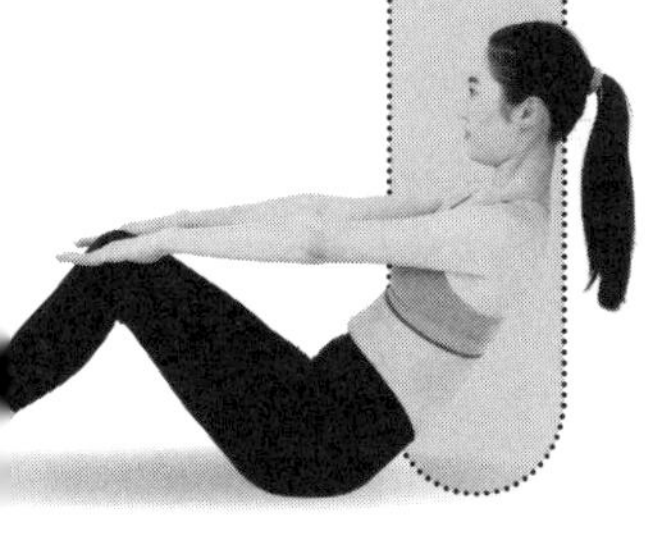

背筋を真っすぐ伸ばしたまま3秒間キープします。腹直筋をトレーニングすることで、本来の背骨のS字カーブを維持します。

つらい人は背中に枕やクッションを置くと負荷が下がってラクになります。

第3章

腰痛のメカニズム

我慢するとさらに悪くなる

身体をナチュラルな状態に戻す

医者としてできることは、患者さんのつらい痛みを少しでもなくすことです。診察室を出たときに、少しでも身体がラクになっていなければ、失敗だと思って治療に臨んでいます。

患者さんの症状で圧倒的に多いのはやはり腰痛です。コロナウイルスの影響もあり、ここ1年で腰痛患者さんの割合が急増しました。

会社で用意されている椅子は仕事用としては非常にすぐれています。ところが、家庭では机も椅子もデスクワーク仕様にはなっていないため、長時間のパソコン作業で腰への負担が大きくなってしまいます。だから、会社では長時間仕事ができても、リモートワークだとできなくなります。生活環境の問題で腰痛は起こりやすくなっています。

病気の前には、その人の普段の生活スタイルがあります。ですから、わたしは患者さんに生活習慣や運動歴についてじっくりと問診します。そこで身体の使い方や動きを想像し、触診しながら治療まで至ると、一人に対しての診療時間が1時間、2時間になることもざらです。

＼チェック！／

□日常的に運動をしていますか？
□腰が痛くなったきっかけはありますか？
□湿布など自分なりの対処法をしていますか？
□椅子から立ち上がったときや座るときに足先までジーンと痛くなりますか？
□お風呂に入ると痛みが増しますか？
□若いときと体重差はありますか？
□ジムなどでの運動の習慣はありますか？

□仕事はデスクワークですか？

通常の診療で、腰が痛むという人には、事前に書いていただいた問診票をもとに、最低でもこれだけの質問をします。

そして、全体の骨格を見ながら触診します。脊椎は首からお尻まで、骨がブロックのように連なっていて、ゆるやかなS字カーブを描いています。このS字が保たれなくなると、負荷がかかって痛みにつながります。とくに、第5腰椎は骨盤とのつなぎ目になり、負荷も高いので腰痛の原因になりやすいのです。

触診によって骨の歪み、ねじれを把握したら、手技での治療です。よくポキポキ鳴らすので、患者さんからは「骨の矯正治療ですか？」と聞かれますが、骨自体を手技で曲げることはできません。外から力を加えて、連なる骨の歪みを自然なS字に戻しているのです。

脊柱の構造

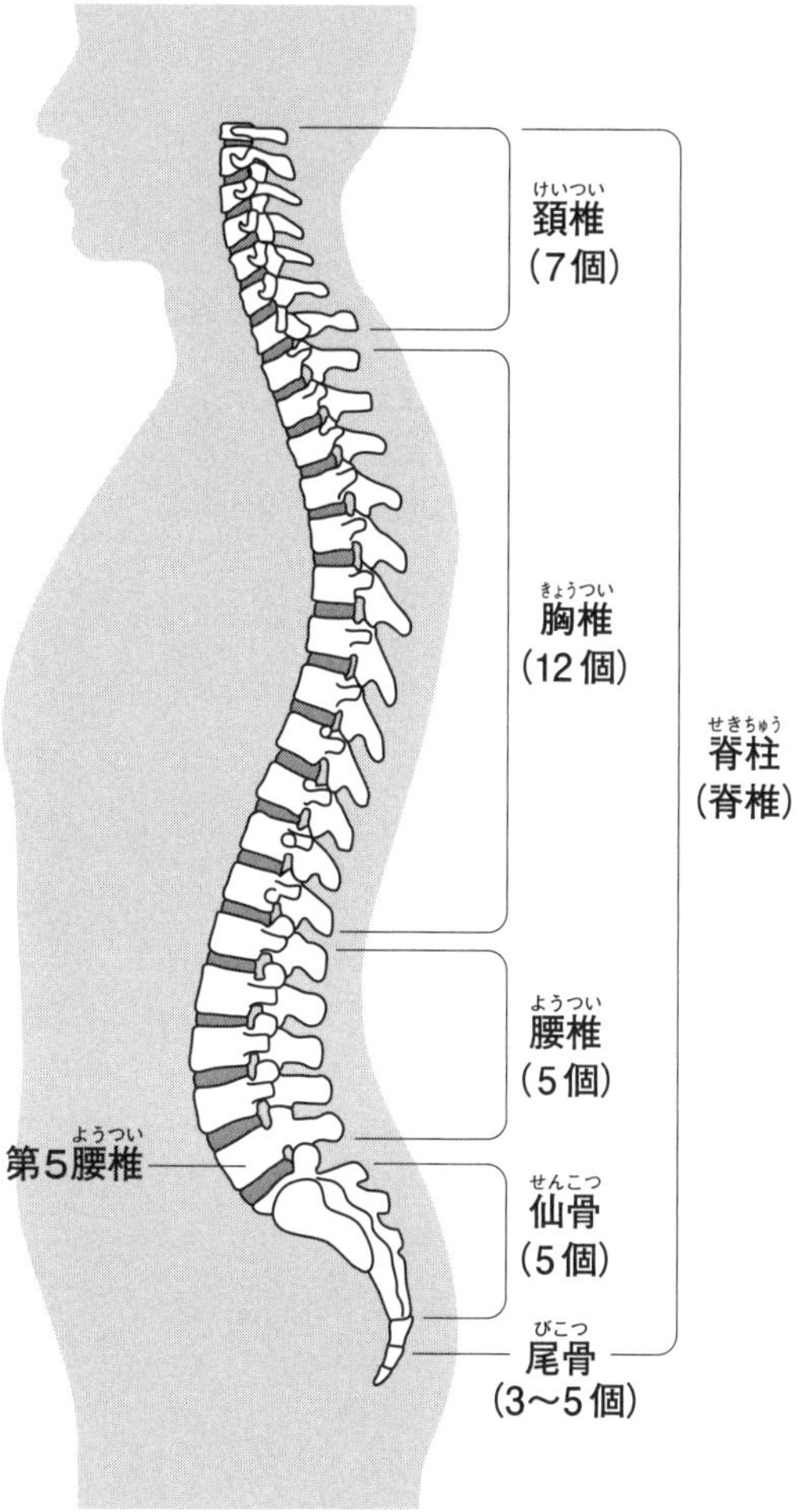
頸椎《けいつい》
（7個）
胸椎《きょうつい》
（12個）
腰椎《ようつい》
（5個）
仙骨《せんこつ》
（5個）
尾骨《びこつ》
（3〜5個）
脊柱《せきちゅう》
（脊椎）
第5腰椎《ようつい》

骨は筋肉に引っ張られます。骨を直接動かすのではなく、筋肉を動かすことで骨の歪みも取れていきます。それも無理に力で動かすのではなく、やさしくゆるめることで、骨は本来のあるべき位置に戻っていきます。

その人がどんな生活習慣をもっているのか問診し、触診もさせていただいて身体の状態を把握したうえで、手技で脊柱の自然なS字カーブを回復させる。わたしの治療の理屈はこれだけです。患者さんは本来もっているラクな姿勢を取り戻すので、それだけで痛みもやわらぎます。

神経をゆるめる、ストレッチするという表現もありますが、神経へのアプローチは別問題だと捉えてください。神経痛とは神経が傷んでいる症状だからです。もちろん、筋膜には神経があるので、神経にも影響はおよびます。

蛇足ですが、筋肉注射は表面だけ痛くて、注射針が入ってしまえば、中は痛みがありません。これは筋肉には筋膜にしか神経がないからです。片頭痛治療では頭に注射をするのですが、患者さんは怖がるものの、頭蓋骨には筋肉はほとんどないので痛みはあまりありません。

その人の身体を本来もつ、ナチュラルな状態に戻すためには、触診しなければわかりません。身体を触って診たときに、「この部位が硬くこわばっている」とわかります。レントゲン写真ではわからないことです。

レントゲンはスナップショットです。一時的なその人の身体の状況でしかありません。患者さんが求めているのは、椎間板ヘルニア、すべり症と診断が出ることよりも、つらい腰がつらくなくなる。痛みがラクになることです。ですから、わたしはあまり症状名で診断しません。

「背骨周りの、とくに右側の筋肉が硬くなっています。骨盤が右に上がっているからです」

このように説明をします。

触らない治療をしてみたらどうなるか、じつは妻に試したことがあります。妻は生後6ヵ月の孫を抱き始めてから、「腰が痛い」と訴えるようになりました。薬を出しても「飲んだときだけしか痛みが取れない。今日も痛い」と、身内ですから忖度なしで正直に言います。

そこで、目の前に座ってもらって、骨盤から首まで触診して過緊張をとる手技をおこなったら、すぐによくなりました。やはり、しっかりと身体を診て、触ってみなければよくならないと実感しました。

逆に言うと、触らなければどこを治療すべきかわかりません。

先日、体操を始めてから、背中が痛くなったという患者さんを診ました。触診すると、随分と背中の筋肉を酷使していたのですが、本人は背中を使ったおぼえはないと言います。

「何か新しく始めたことはありますか?」

「腕を鍛えるために、4キロのダンベルを上げてトレーニングしています」

腰に負担をかける要因

- ☑ 長時間同じ姿勢でいる
- ☑ 長時間激しい運動をする
- ☑ ねこ背
- ☑ 前屈み
- ☑ やわらかすぎるベッドで寝る
- ☑ ストレス
- ☑ 冷房の強い部屋にいる

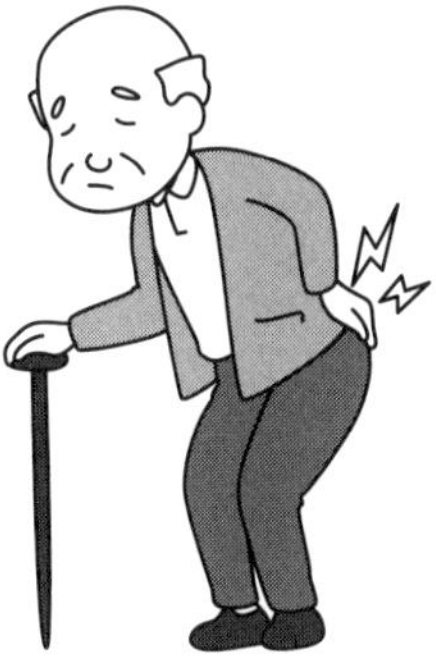

トレーニング方法を聞くと机に片手を置いて、腕の力でダンベルを引き上げる、いわゆるワンハンドローイングをされていました。

「それは腕ではなく背中を鍛えていますね」

「そうなんですか？」

患者さん自身が痛みの原因を勘違いされているケースも多くあります。ですから、問診と触診を合わせて、一人ひとりの症状の原因をじっくりと診なければなりません。

筋腱膜の稼働率を上げることで痛みが取れる

人体解剖図は、誰もが一度は目にしたことがあるでしょう。図を見ると、薄く白い部分があります。

濃い色のところは筋肉です。よく見ると、首、肩甲骨、腰、お尻までずっと白い筋がくっついています。腸腰筋、腰方形筋、広背筋、脊柱起立筋、大殿筋のあたりです。この白い部分は、筋肉が骨にくっつく部分。一般的には**筋腱膜**と言います。英語ではテンドン（Tendon）です。わかりやすく言うと、フライドチキンの端についているコリコリとした白い筋が筋腱膜です。骨からはがそうと思ってもなかなかはがれません。

筋肉と骨の境目が腱ですから、筋肉を曲げ伸ばしすることによって筋腱膜も伸びます。手技により筋腱膜の過緊張を取って稼働率を上げる。これが腰痛治療になってきます。

私たちは寝ている姿勢以外では、座り姿勢でも立ち姿勢でも重力に対して上体を立てて過ごしています。

立った姿勢で身体を支える大きな筋肉は、首を支える半棘筋、背骨周りの多裂筋、脊柱起立筋（腸肋筋、最長筋、棘筋）、腰周りの大腰筋、小腰筋、お尻の大殿筋など、簡単に挙げるだけでもこれだけの筋肉を使っています。

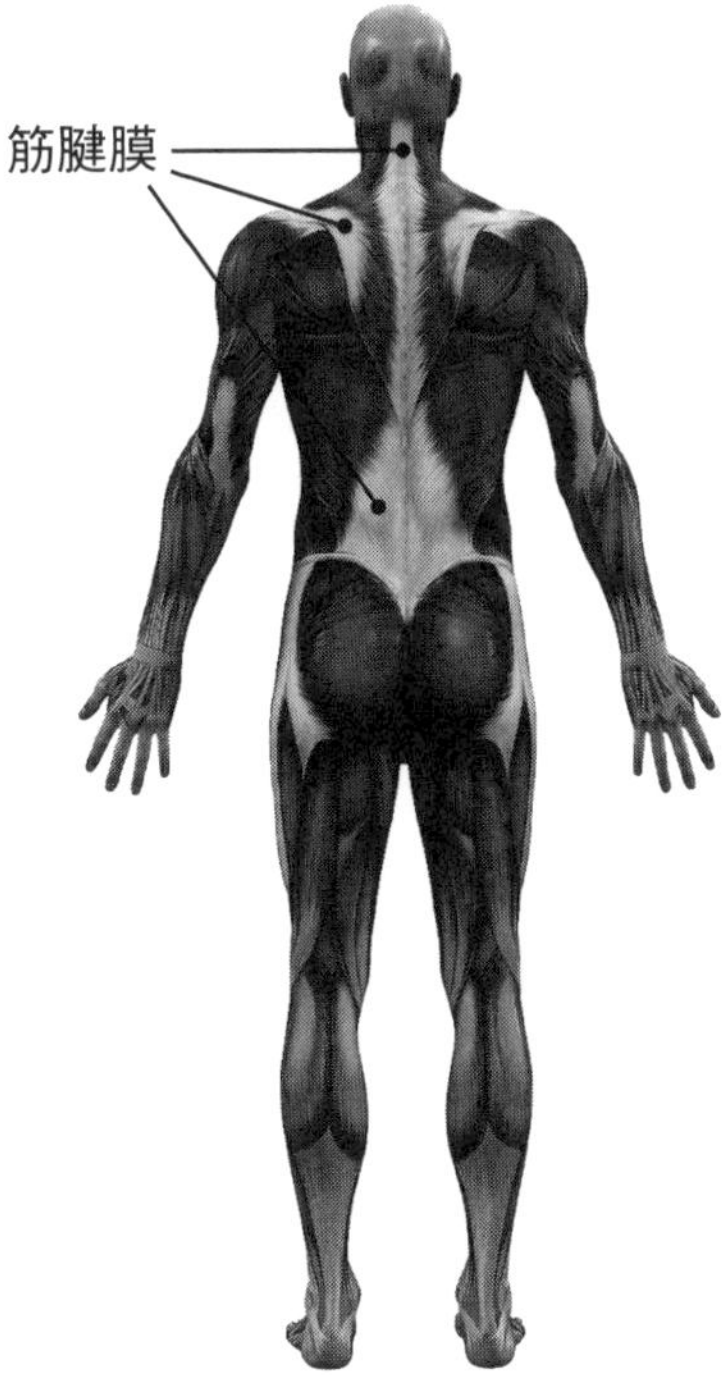

さらに姿勢を安定させるのは腰方形筋です。これは左右の筋肉バランス

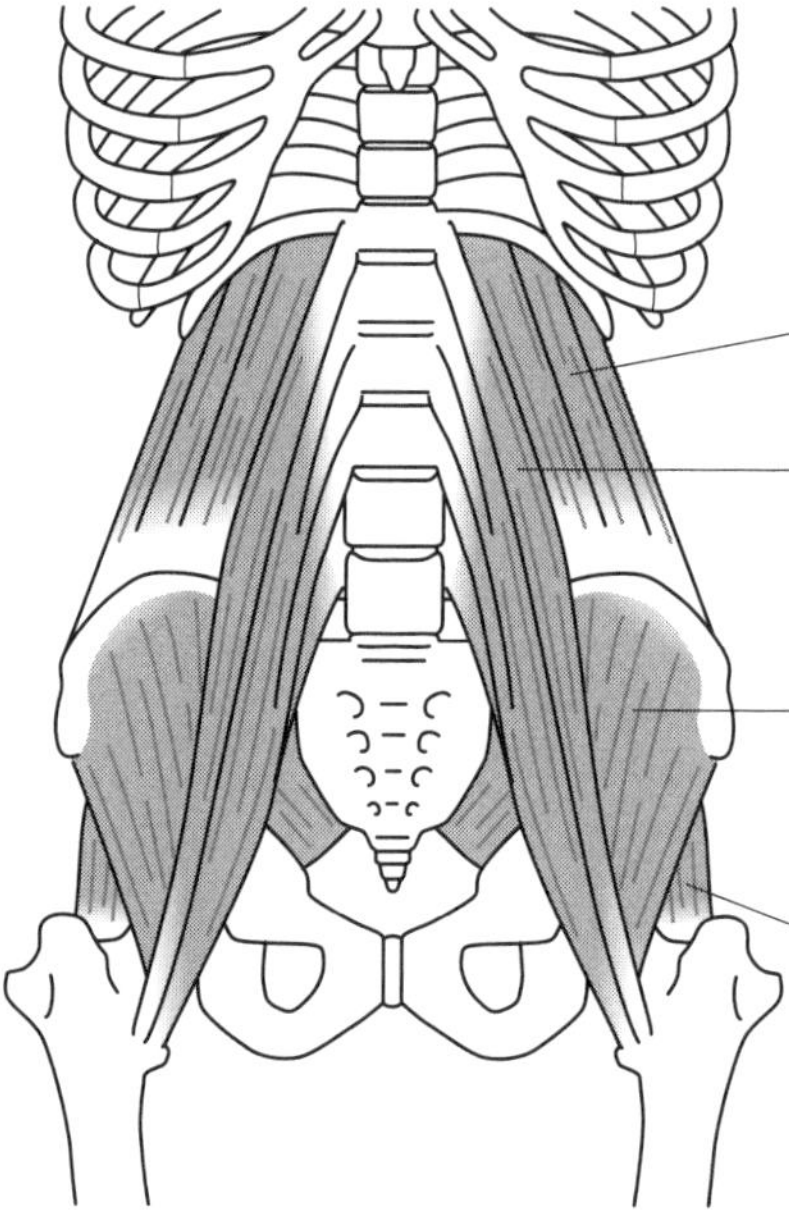

が大切になってきます。
腰を曲げるときに使うのが腸腰筋で、長時間のデスクワークでは縮こまり、反り腰や骨盤の歪みの原因になります。

少し乱暴な言い方をすれば、指を使いすぎると筋腱膜が硬くなってきて、しまいには痛くなって腱鞘炎になります。物書きの仕事で、指が曲がったまま伸びなくなってしまったという人は、骨が曲がって

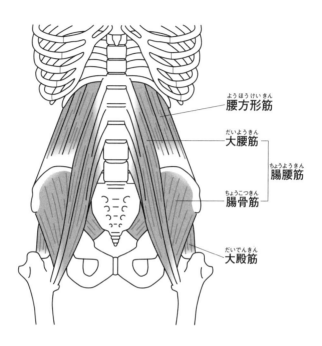

いるのではなく、骨についている筋腱膜が硬くなって、指が真っすぐに伸びなくなっているのです。

腰痛も同じです。腰方形筋や腸腰筋が過緊張を起こし、腰痛になっているケースが非常に多く見受けられます。

そこで、本書では筋腱膜をゆるめる体操に加えて、背骨本来の形（S字）を維持するための筋力トレーニングも紹介しています。

骨粗鬆症《こつそしょうしょう》を聞いたことがあると思いますが、筋肉も年齢とともに小さくスカスカになっていきます。これには体内の水分量が影響しています。生まれたときは80パーセントほどだったものが成人で60パーセント、60歳以上では最大40パーセント程度まで下がってしまうこともあるからです。

ただ、筋腱膜には水分はあまり関係しません。筋肉が萎縮すれば筋腱膜も可動域がなくなって萎縮したことと同じ結果になります。しかし、筋腱膜の量は生涯でほとんど変化がないと考えられます。

また、骨密度のように筋腱膜の密度も変化はありません。プロレスラーのように、年を取って体内の水分量が減っていても、身体つきがそれほど変わらない人は、元々骨の周辺についている筋腱膜がものすごく発達しているからだと思います。

では、普段からたくさん水を飲んでいたらどうでしょうか？

体内の水分は細胞内液と細胞外液に分かれます。むくんでいる部位を押すとへこむのは細胞外液です。細胞内液の量が十分であれば、見た目には筋肉が張ったような、風船が膨らんだような状態にはなるかもしれません。

単純に水飲みしたと言っても、吸収力が人それぞれ違いますし、ナトリウムやカリウムといったミネラルのバランスも影響してきます。

普通の水を飲むよりもスポーツドリンクを飲んだほうが疲れがとれるのは、いわゆるアイソトニック飲料にはナトリウムが入っているので、ナトリウムが増えることで水分が身体の中に入り込みやすくなり、細胞内液量を保ちやすくなるからです。

反対に果物などカリウムが豊富なものを食べると、腎機能が増して水分を排出しやすくなります。

しかし、ナトリウムが細胞内液を保つのに役立つからといって、塩気のあるものばかりを摂りすぎるのも考えものです。日本人の食生活は塩分が多いので、血液成分をくるんでいる水分量が多く血圧が高くなりがちです。

筋肉の質を考えたときに、水分量は大切です。しかし、筋腱膜は筋肉に引っ張られますから、筋肉量を保つことが筋腱膜の稼働率を高めることにつながります。本書のエクササイズを腰痛予防として活用してください。

運動しなければ衰える一方

57ページの図のとおり、筋腱膜（白い部分）は背骨周りに多いので、普段の生活によっては拘縮といって固まって動きにくくなり、姿勢が崩れていきます。

極端な例だと、ハンドボールの選手は利き手の腕が大きく発達しています。バドミントンの選手も同様で、身体の片側ばかりを使っているので、一方向につねに引っ張られています。すると、身体が段々ねじれてきます。

現役中は運動しているので問題はなくても、引退した途端に痛みが出始めたりします。筋肉が発達する代償として、身体も歪んできてしまうのです。

反対にレスリングや総合格闘技といった全身を満遍なく使うスポーツの選手は、

打撲や骨折といった故障はあっても、意外と肩こりや腰痛はありません。当院でも著名な格闘家を長年診ていますが、骨折の治療はしても腰の痛みは一切聞いたことがありません。

筋肉を骨にくっつけているのは筋腱膜ですが、筋腱膜は筋肉によって引っ張られます。つまり、一般の人がめざすべきは後者のアスリートの身体づくりです。もちろん、激しい運動をしなくても大丈夫です。散歩をするだけでも全身運動です。ただ、一過性では意味がありません。**全身を満遍なく使う運動を継続しておこないましょう。**

よくあるのは、一時的によくなると運動をやめてしまうケースです。

「先生、腰が痛くなったので、アドバイスどおり散歩を始めたら、すごく調子がよくなりました」

「それはよかったですね。今日は1年ぶりの来院ですが、どうされましたか？」

「でも最近、また腰が痛くなってしまいました」

「いまも運動していますか？」

「腰がよくなってから散歩もやめてしまいました」

こうしたケースはたくさんあります。とくにここ1年～2年はコロナウイルスの影響で外出が減り、地域の健康センターが閉まっている。ゴルフの練習に行かなくなったと、運動の習慣がなくなったことが原因で腰痛を起こしている人を多く診るようになりました。


筋肉を使うことによって、筋腱膜の緊張が強くなります。逆に言うと筋肉が強いから筋腱膜も伸びて強くなります。

たとえば、サッカー選手は軸足よりも蹴り足のほうが太くなるのは、筋腱膜に負荷をかけているので、筋肉が伸びるからです。当然軸足よりも蹴り足のほうが力が強くなります。

ただ、大人になってから急激に筋力運動を始めると関節を壊します。先日、30歳前後の女性が「頭が割れるように痛くて仕方がない」と訴えて来院されました。翌週にボディビルの大会を控えていると話されていました。背骨を触診したら、背骨周りにはしっかりした筋肉がついていました。

ただ、トレーニングによって筋肉がさまざまな方向に引っ張られていて、関節にねじれがありました。つまり、その分、筋腱膜にも負担が掛かっていました。

レントゲンを撮ってみると、首から腰にかけて背骨の自然なカーブがなく、真っすぐになっていました。

首、背中、腰、お尻まで筋腱膜をゆるめていくと、顔つきが一気に変わりました。痛みで気が立って人ににこやかにする余裕もなかったそうですが、「ラクになりました。運動してもいいんですか？」と、聞かれたので「はい。ゆっくり大会に向けて練習してください」と伝えました。

最後は狐でもついていたんじゃないかと思うほどにこやかな笑顔に変わり、お礼を言いながら頭を下げて帰られて、後日無事に大会をすませることができたと報告に来てくださいました。

元々スポーツをしていた人は、久々にトレーニングを再開してもそこまで身体を痛めることは少ないです。鍛えれば鍛えるほど、身体は大きくなっていきます。

運動をしなくなり、体重だけが増えていくケースはどう考えればよいでしょうか？

たとえば、おなかにどんどん脂肪がついていく人もいれば、全体的に筋肉が衰えてダランと落ちてしまう人もいます。一般的に言えば筋腱膜への負担は少なくなっているとは思います。

筋肉の組織の中には脂肪は入らないので、筋肉の周りに脂肪がつきます。すると、筋肉自体に外圧が掛かって内圧が低下します。

脂のいっぱいついているお肉の筋肉は細いです。そのような身体をイメージしてもらうとわかりやすいでしょう。
反対に筋肉組織がしっかりついている赤身肉は脂が少ないです。たとえば、ふくらはぎはつねに身体を立たせるために機能するので脂肪が少ないです。

運動の習慣がない人は、はじめは人の手による運動を始めたらいいです。たとえば、五十肩になって痛いから動かせない。動かさないから筋力が低下した。筋力が低下したからさらに上げられなくなります。

そこでわたしが手を差し伸べて腕を上げる運動（31ページ）をすると、だんだん筋肉がついていきます。身体は使っていればどんどん使えるようになります。使わなければいつまで経っても使えません。

人間である以上は何かしなければいけないと思うものですし、そこではじめて人間として身体を正常に保てます。寝っ転がってばかりいたら確かに何もしなくてもいいですが、いざ立とうと思っても立てなくなります。痛みも出ます。

私自身も体験しました。あるとき入院をして、2週間目ではじめて入浴を許可されました。浴室へ行き、シャワーを浴びようとしたら立っていられないのです。床に這いつくばりながら身体を洗いました。入院中はトイレへ行ったり、食器を片づけたり、ベッドではなく椅子に移動してスマホをいじったり、個室の中で動ける範囲は動いていたのにもかかわらずです。

退院後2週間は、階段も一段上ってひと休みといった状態でした。退院から1ヵ月経ってようやく散歩ができるようになりました。

痛みがある人は安静にするのがいちばんだと言いましたが、普通に生活をしていたら、テレビを見るのにもリモコンを取りに行かないといけない。スマホを充電しに行かないといけない。水が飲みたければ冷蔵庫に行かないといけない。何かしら身体を動かす必要があります。

何かを欲求するときに身体を使わなければいけないので、だんだん身体を使わないことに気がつくと、身体を使おう、筋肉をつけようと思ってきます。それを感知する能力がない時点で、残念ながら正常な状態ではないと言えます。

どうしても運動する気力がないという人は**発声**から始めてみてください。アニマル浜口さんが「気合だ！」と叫ぶときには全身の筋肉を使っています。声を出すというのはとても身体を使うことです。

フォーク歌手をしている知人が老人ホームを30年慰労訪問していて、当時60歳ほどだった方が歌を歌うようになって、いまは90歳で立って歌うようになっていると言います。声を出すと腹筋が動いて、腹筋の後ろには背筋があるので、背中も動きます。

また、食べることであごの筋肉を使います。飲み込むためにも筋肉は必要です。だから、**咀嚼はすごく大事です**。認知症の方に食べものを与えると、一生懸命飲み込むために噛もうとする。あごの筋肉疲労が起こって、だんだん噛むのをやめてしまうのですが、介護士が声を掛けるとまた咀嚼を始める。これは本能的な動作です。

生きようとすれば筋肉が必要になります。食べるためにあごを使い、消化するために内臓を動かし、内臓が動くからおなかがすいて食べものを取りに行きます。それだけで身体を使っています。

身体を一体のユニットとして考える

腰痛の治療に多いのは、股関節の靭帯と仙腸関節周りについている腱を、大殿筋を動かしながらゆるめる治療です。さらにその上の腸腰筋や腰方形筋を触って動きやすくすると、ラクになって症状が取れます。見た目にも姿勢が変わります。どこを触ったかといったら筋肉です。どこが動いたかといったら関節です。そ

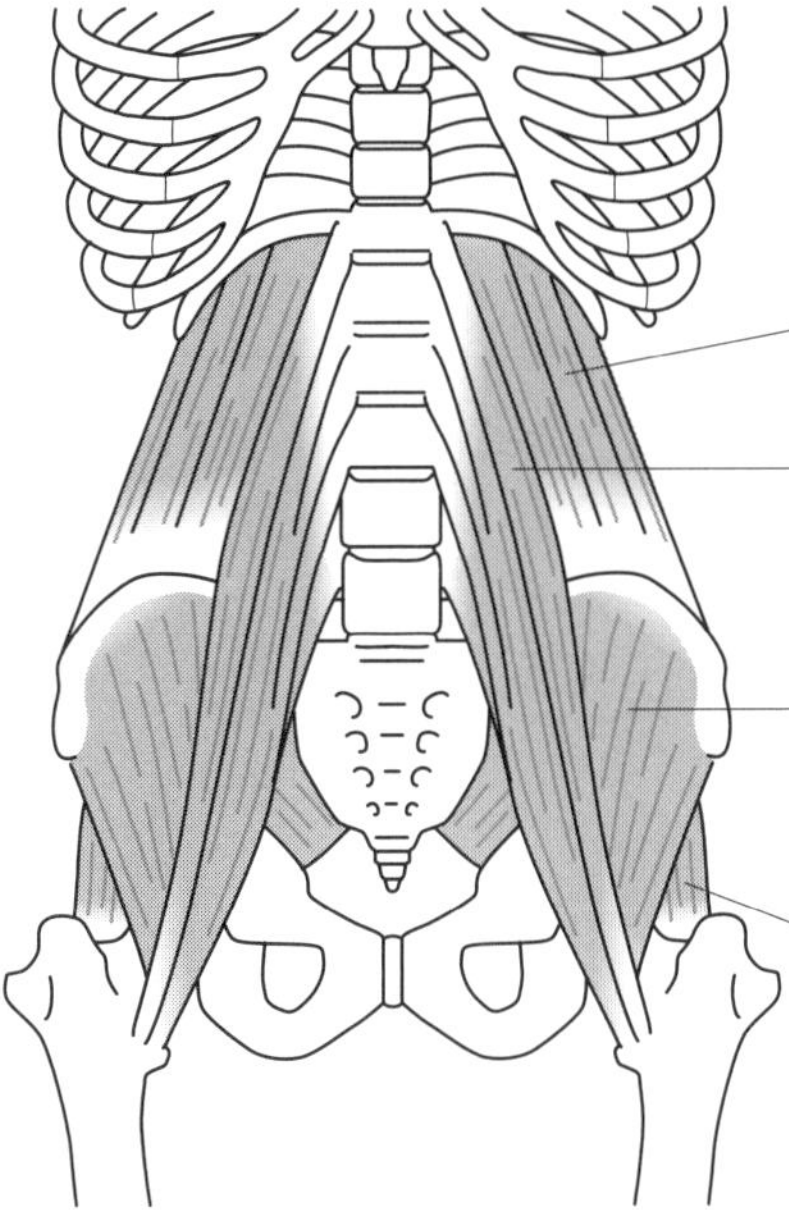

れによって筋肉が骨についている部分の筋腱膜の過緊張が取れて、筋肉も動きやすくなります。筋肉はあらゆる方向に引っ張られますから、治療では縦、横、上だけではなく斜めに走っている筋肉の流れも考えなければなりません。

　また、身体はひとつです。腰が痛くても、首が痛くても、肩がこっても、身体をひとつのユニットとして捉えると治療が変わります。たとえば、

「腰が痛い！」と訴える患者さんでも腰だけではなく、首の付け根からお尻まで、背骨に沿った筋腱膜全体をゆるめていくとラクになります。実際は腰が悪いだけではなく肩もこっていたりします。

現代医療では専門科に細分化されすぎていて「肩が痛くて指がしびれるんですけど」と言うと、「それは首が原因ですね」と、首の専門医に回されてします。腰痛の原因が長年不明というのも、部分的な問題として腰痛を捉えていることが一因であると考えています。

患者さんは整形外科医に、総合的に身体を診てもらえるものだと期待しているはずです。実際に「首が痛いんです」と言われて「では、首を動かさないようにして少し身体全体を診てみましょうね」と、背骨をひと通り触診していくと結局、腰が痛いことに気づいたというケースは数えきれないほどあります。

そのため、どこの病院を回っても治らないと駆け込み寺のように当院に来られ

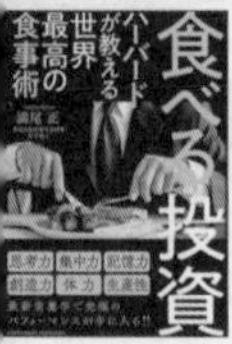

食べる投資　ハーバードが教える世界最高の食事術

満尾 正／著

最新の栄養学に基づく食事で、ストレスに負けない精神力、冴えわたる思考力、不調、痛み、病気と無縁の健康な体という最高のリターンを得る方法。ハーバードで栄養学を研究し、日本初のアンチエイジング専門クリニックを開設した医師が送る食事術。

◆対象：日々の生活や仕事のパフォーマンスを上げたい人

ISBN978-4-86643-062-1　四六判・並製本・200 頁　本体 1,350 円＋税

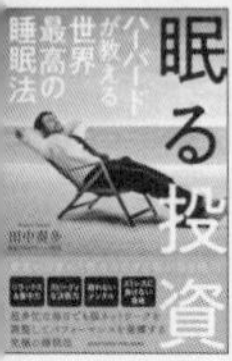

眠る投資　ハーバードが教える世界最高の睡眠法

田中奏多／著

昼の生産性は夜の過ごし方で決まる！ 一流のビジネスパーソンは“動くための休み方”を熟知している。超多忙な毎日でも睡眠に投資することで脳ネットワークを調整し、パフォーマンスを発揮。心と脳と身体を整え、究極の眠りを手に入れる方法。

◆対象：仕事でよりよいパフォーマンスを発揮したい人

ISBN978-4-86643-081-2　四六判・並製本・196 頁　本体 1,350 円＋税

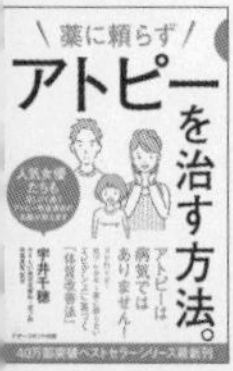

薬に頼らずアトピーを治す方法

宇井千穂／著

40 万部ベストセラーシリーズ最新刊！ 人気女優も足しげく通うアトピー性皮膚炎の名医が教える治療法を漫画入りでわかりやすく解説！ ステロイド・抗アレルギー薬に頼らない体質改善法を紹介。

◆対象：アトピーに悩んでいる人

ISBN978-4-86643-091-1　B6 変形判・並製本・188 頁　本体 1,300 円＋税

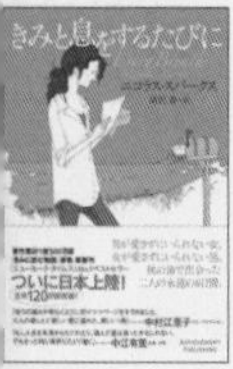

きみと息をするたびに

ニコラス・スパークス／著
雨沢 泰／訳

著者累計 1 億 500 万部！「ニューヨーク・タイムズ」でもナンバーワンとなった話題の一冊、ついに日本上陸！ 大人の男女が出会い、数十年の月日と大陸を超えた愛を伝える、一大恋愛叙事詩。

◆対象：ラブロマンスが好きな人

ISBN978-4-86643-078-2　四六判・並製本・352 頁　本体 1,500 円＋税

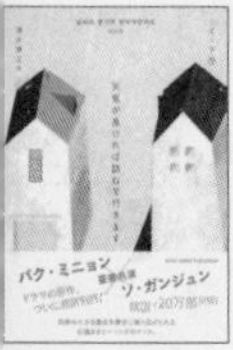

天気が良ければ訪ねて行きます

イ・ドウ／著
清水博之／訳

韓国で 20 万部突破！ パク・ミニョン × ソ・ガンジュン豪華共演のドラマ原作本、ついに邦訳刊行！ 心温まるヒーリングロマンス。傷つくことを恐れる人、傷つくことに疲れた人。それぞれが再び人生を歩み始めるまでの、心温まる愛の物語。

◆対象：韓国ドラマが好きな人、ラブロマンスが好きな人

ISBN978-4-86643-087-4　四六判・並製本・424 頁　本体 1,500 円＋税

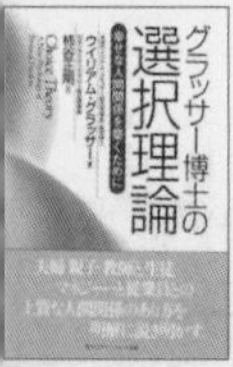

グラッサー博士の選択理論　**全米ベストセラー！**

～幸せな人間関係を築くために～

ウイリアム・グラッサー／著
柿谷正期／訳

「すべての感情と行動は自らが選び取っている！」
人間関係のメカニズムを解明し、上質な人生を築くためのナビゲーター。

◆対象：良質な人間関係を構築し、人生を前向きに生きていきたい人

ISBN978-4-902222-03-6　四六判・上製本・578 頁　本体 3,800 円＋税

る患者さんもいます。

元々腰痛をもたれていた患者さんが、長崎の実家に1週間ほど滞在する用事があり、そのあいだで急に腰に痛みが出てしまったと連絡がありました。

県内の病院をいくつか回ったもののよくならずに、「やっぱり神田先生のところじゃなきゃダメです」と、朝一番の飛行機でトンボ返りしてきました。飛行場の裏口にタクシーを待たせておいて、車椅子のまま飛行機から降りたらすぐに裏口に連れていってもらってそのまま直行されました。

この方は、年齢とともに骨の形が変わってきて、椎骨の変形によって神経が圧迫されている状態になっていました。動きすぎると痛みが出るので、押したり、マッサージをしたりしても痛みはなくなりません。

ほとんどの人は加齢によって骨に変形が起こります。腰だけではなく、全身の骨が変わります。それに気がつかないで生活をしているのは、変形がなじみながら身体を使っているからです。骨の変形をナチュラルな姿勢として自然に使っているので気がつかないのです。

ただ、重力がありますから、物理的には変形が大きくなっていくと、ある時、何かのきっかけで痛みが出ます。たとえば、若いころに工事現場で機材を運んだり、トントン金づちを打ったり、身体を使った仕事を何年もしていた人が、出世してデスクワークに変わった途端腰が痛くなるということが起こります。

身体はじわりじわりと変化してくるので、そのくらいタイムラグはあります。筋肉を使って筋腱膜がこわばって痛みが出るケースもあれば、変形性腰椎症のように、骨が傷むことによって周りの筋腱膜が硬くなることもあります。

また、たとえば、外骨腫という骨が外に飛び出す病気も骨の変形ですが、どれだけ骨が飛び出しても、筋肉、神経、関節に影響を与えなければ症状は出ません。骨の変形ですが、疾病として捉えることは少ないのです。

ところが、関節に出っ張った骨が影響してきたら関節が動かなくなるため厄介です。骨の変形自体が問題というよりも筋腱膜がこわばって動かなくなったり、関節が変形したりして症状が出ます。

このように痛みにはさまざまな原因があるにもかかわらず、レントゲン写真でわかるのは骨の変形だけです。それで原因がわからなければＭＲＩを撮りましょうという話になりますが、患者さんの金銭的な負担はさらに大きくなります。

痛みのメカニズムを解剖する

ぎっくり腰というのは、筋肉の急性の炎症です。何かを拾おうと思って腰をクイッと曲げたときに、腰の筋肉が急激に引っ張られて、多重な力に筋肉自体が耐えられる範囲を通り越すと、その部分で炎症が起こります。水泳をしてこむら返りを起こすのに似たようなことが背骨周りの筋肉でも起こっているのがぎっくり腰です。

筋肉を輪ゴムに例えると、引っ張って、引っ張って、これ以上引っ張ったら切れるというポイントでプチッと切れ目が入ります。この瞬間「痛い！」となります。筋肉内で炎症性物質がたくさん出て、熱をもち、目で見ても腫れていますし、動かしにくくなっています。

通常は数日から数週間で痛みは軽快します。動ける程度なら動いたほうが回復は早いです。痛みが強ければ薬物療法や神経ブロック注射をすることもあります。また、固定によって痛みが軽減するようであればコルセットを巻くこともあります。

ぎっくり腰は腰椎のねんざのようなものですから、急な動きを抑えるために、コルセットで固定し、痛みを軽減させることもありますが、コルセットを骨盤を上げるように巻いていないことも多く、腰椎がきちんと固定されないケースも多いので注意が必要です。

話を戻すと、ぎっくり腰のような急性の腰痛症のほかにも、病理的に悪い腫瘍性の腰痛など、腰痛の種類は数限りなくあります。ただ、圧倒的に多いのは、腰方形筋から脊柱起立筋周りの筋腱膜がこわばって、筋肉の可動域がなくなっているのに、筋肉が急激に引っ張られて起こる、**筋原性の腰痛**です。これは解剖学的な原因です。

ただ、一口に解剖学的な原因といっても、60センチメートルしか飛べない人が80センチメートルまで飛ぼうと思えば腰を痛めてしまいますが、元々80センチメートル飛べる人もいます。同じ身長、体型の人でも、筋力には差があるため、どこで痛みが出るのかという閾値《いきち》は人それぞれ異なります。

身体の歪みを知る

自分が身体を満遍なく使えているのか、偏って使っているのか。これは個人で判断することは難しいです。よく「背中が張っているから、ラジオ体操を毎日やっています」という人に背伸びをしてもらっても、全然できていないというケースはたくさんあります。自分一人の判断では結局、効果的な運動になっていません。

ただ、日常生活で明らかに右足ばかりを使っていたら右足が引っ張られます。「それでも痛みはありません」と言う人は、右足を組むのをたまに左足に替えてみたり。なるべく足を組まないようにしたり、自然と反対側の足も使えているはずです。

一方向に対する動作に対して別の方向で動作をすることが大切です。わたしは診療中でも座りっぱなしではなくこまめに動いています。

スポーツに限らず、生家が2階建てだったとか、階段だけの3階建ての家に住んでいるということでも変わります。

また、食卓では席が決まっているご家庭がほとんどです。テレビをいつも右向きに見ながら食事をしている姿勢が5年、10年続いたら、身体は右側に引っ張られます。利き手も同様です。

ですから、その人の生活に合わせた身体をつくるのがわたしの治療の本質です。いかに相手の生活環境を洞察し、ラクに動ける身体をつくれるか。

人は皆、なんとなく日常を過ごしています。おぎゃあと生まれて、学校で勉強をして、スポーツをして、自分の趣味をもっていく。周りの人がやっているのと同じように自分の生活も流れていきます。だから、人類の9割は腰痛を経験するといった生活になっていくのだと思っています。

糖尿病、高血圧、脂質異常症などが生活習慣病と呼ばれますが、めまい、肩こり、頭痛、腰痛こそ、現代人の生活環境からくる習慣病であると思います。手前味噌になりますが、わたしが監事を務める大田区整形外科医会は10年かけて大田区の子どもたちの学校健診に側弯症検診を取り入れてもらいました。最近の子は、かかとを地面につけてしゃがめない子が結構います。それは側弯症のリスクです。親御さんにもパンフレットを配って、リスクがある場合には整形外科を受診してもらうように促していますが、受診率はまだ2割～3割程度です。

本書に示したストレッチは全身の筋肉を満遍なく使う運動ばかりです。適切にやることによって、よくなるという診療実績もあります。実行すれば効果があるので、ぜひ試してみていただきたいです。

第4章

「治った！」連発！
自力で治す筋腱膜リセット

30代半ばでヘルニアと診断されるもまったく痛みがなくならない

長時間のデスクワークをしているIT関係の仕事をされている患者さんが来院されたときのことです。元々はアメリカで働いていて、腰痛こそ起こしていなかったものの、日本で働き始めてリモートワークになった途端、狭いところで、固まった姿勢でずっと仕事をしていたことで、だんだん脚がしびれてきました。

医者にかかるとヘルニアと診断されて薬を処方してもらったものの全然治りません。不安になって、当院を受診しレントゲンを撮ってみると、ヘルニアは見られませんでした。

まだ30代も半ばの方でしたが、触診すると確かに背中からお尻にかけて筋肉がすごく硬くなっていることがわかりました。

そこで手技をするとその場でラクになりました。「アメリカでも鍼灸院のように外的なストレスを与えて治療しようとするところはたくさんあるけれども、動かすことにより治してくれるような場所は見たことがない」とおっしゃっていました。

それから本書のエクササイズを自宅でコツコツと続けて、いまは痛みを感じる頻度は2週間に一度に減っています。

医者「どうかされましたか？」
患者「腰が痛いんです」
医者「いつからですか？」
患者「1週間ぐらい前からです」
医者「何か重たい物を持ったりされましたか？」
患者「とくに何もしていないのに、急に痛くなってしまいました」
医者「ちょっとレントゲンを撮りましょう」

レントゲンでも異常が見られなければ次のように言われます。

医者「腰が痛むのであれば、この痛み止めの薬を出しておきますので、飲んでいてください。あと痛いところには湿布を貼ってくださいね。もし痛みが取れないようだったら、リハビリしましょう」

患者さんから話を聞くかぎりではこのような診断は多いそうです。そして、同じような対応が2軒、3軒と続くと「レントゲンの説明もしてくれなかった」とやりきれない気持ちになるとおっしゃいます。

レントゲンでヘルニアがある、脊柱管狭窄症がある。あるいは先天的な奇形があることがわかった。こうしたケース以外で、説明のつかない腰痛が7割にものぼるのです。

症状名はあくまで今ある状態

わたしは症状にあえて名前を付ける必要があるのだろうかと疑問に思っています。症状はあくまでも今ある状態です。治ればいらなくなるもので、その方に永久に付いてまわるような病気ではないのです。

たとえば、坐骨神経痛は、ヘルニアでも脊柱管狭窄症でも骨の変形でも起こります。この意味で「ヘルニアです」「脊柱管狭窄症です」「骨が変形しています」と、病名をつけるのはわかります。

しかし、坐骨神経痛は症状名です。なぜ坐骨神経痛が起こっているのかを突き止めなければ、改善のしようがありません。もし原因がわからず、坐骨神経痛を治そうとしたら、痛み止めを使ったり、炎症を抑える薬を使うなど、薬物療法をするしかなくなります。ただ、坐骨神経痛を起こしている病気を治せば、坐骨神経痛もなくなります。

腰痛を引き起こすさまざまな病気

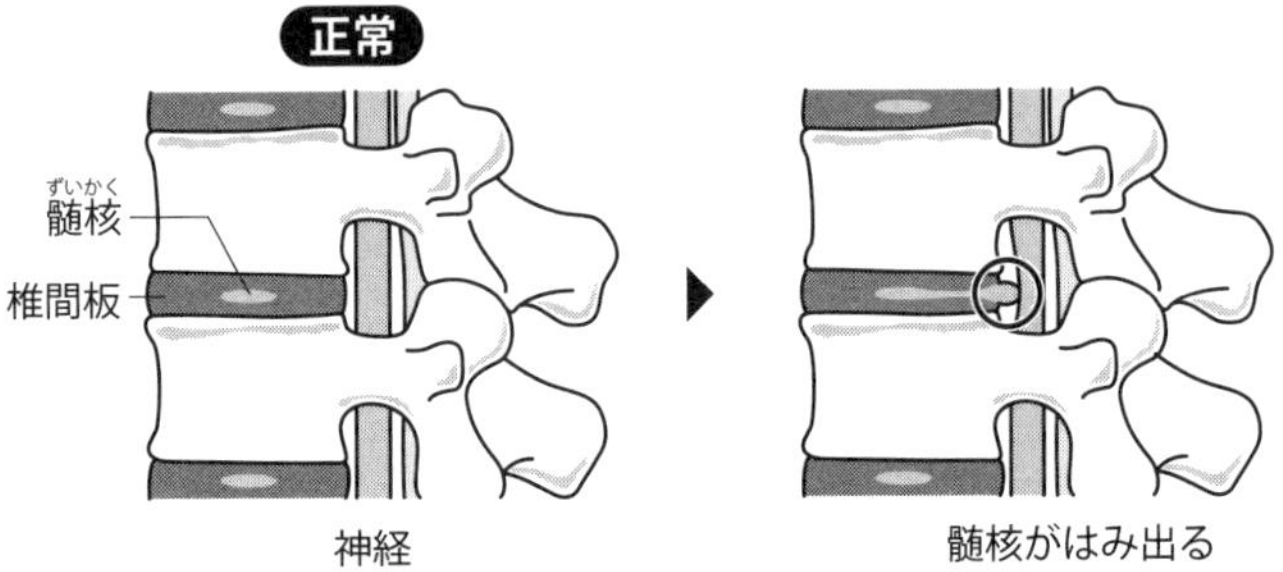

腰椎椎間板ヘルニア

骨と骨の間でクッションを果たす椎間板が損傷し、飛び出した髄核が神経を刺激する。重労働や長時間座り仕事をする20代～40代の男性に多い。前屈みなどの姿勢で痛みが起こり、安静時にも左右どちらかの脚にしびれや痛みを感じることがある。

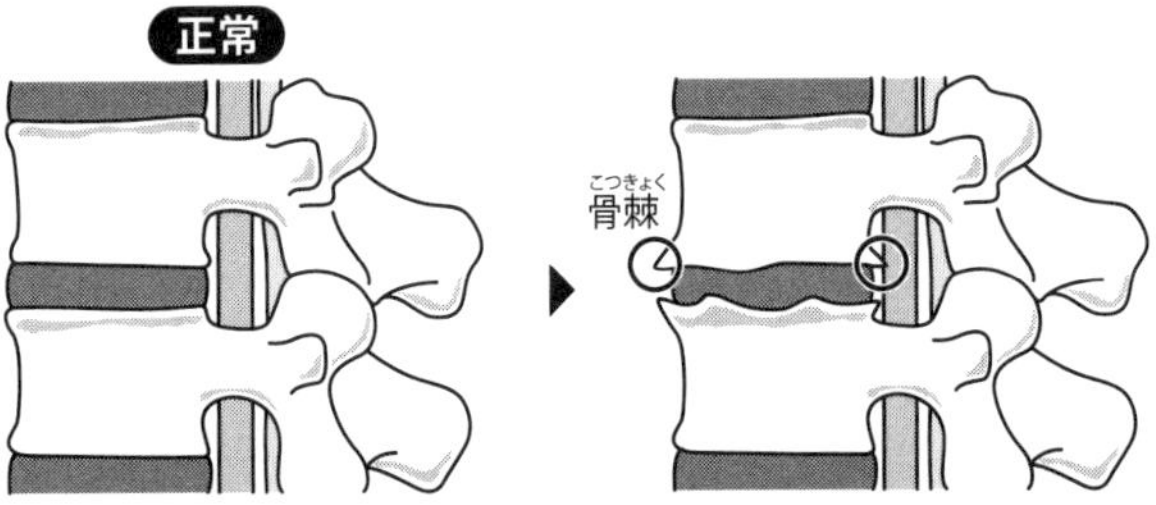

変形性脊椎症

おもに老化によって骨が変形して棘のようになり(骨棘)神経を刺激する。負荷や疲労の蓄積によって起こりやすい。腰の重だるさや鈍痛がある。

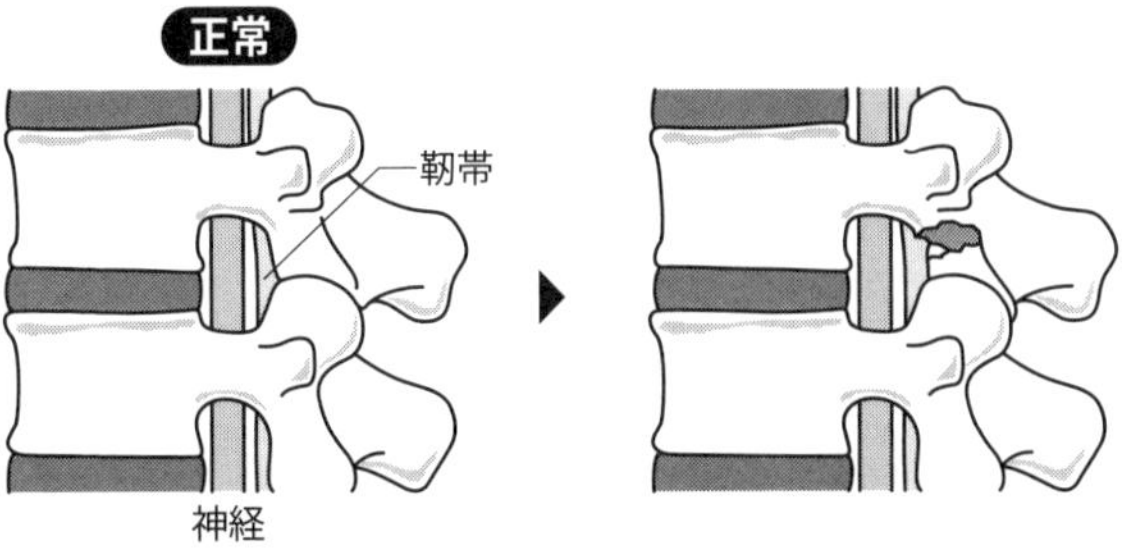

脊椎分離症

成長期の子どもに多くみられる。激しいスポーツや疲労骨折などにより、脊椎が分離した状態。脊椎すべり症に進行することもある。

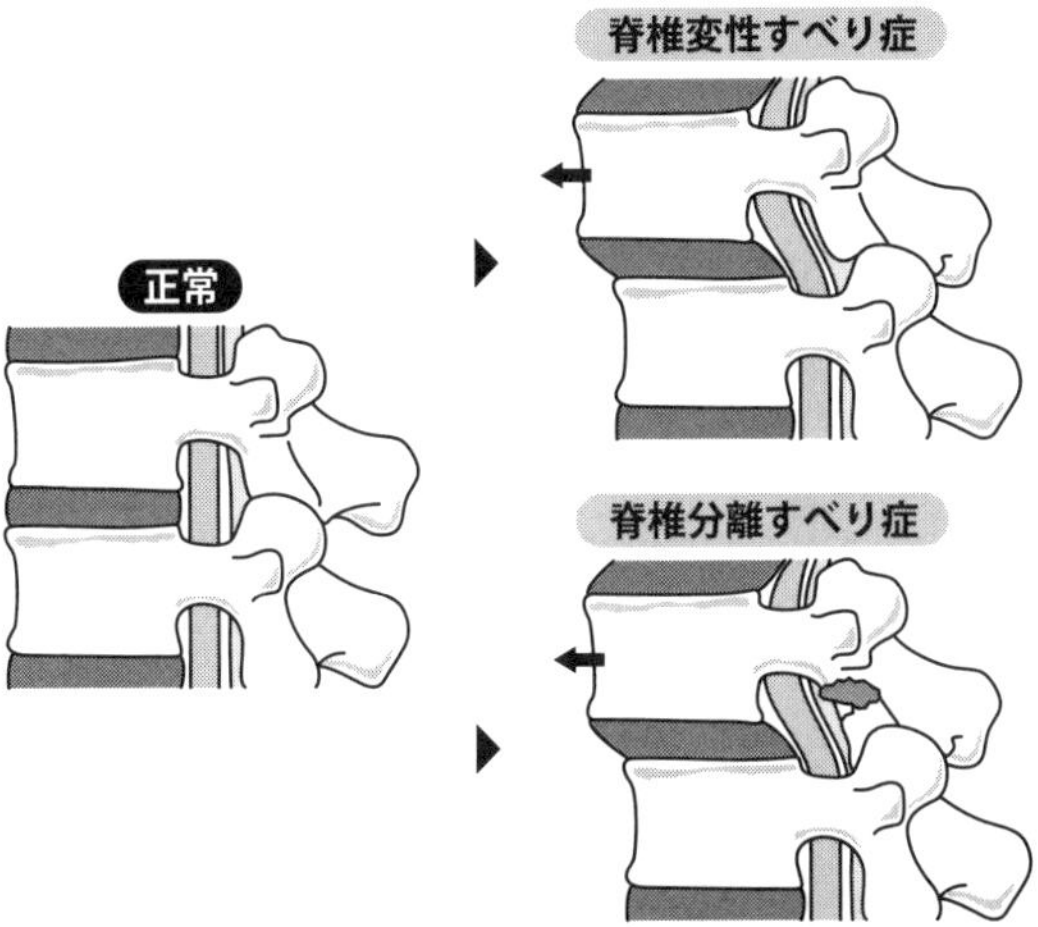

脊椎すべり症

椎骨のひとつが前にすべった状態。脊椎分離を伴う（脊椎分離すべり症）と、伴わない場合（脊椎変性すべり症）がある。疲労時に腰痛が強くなったり、脚のしびれや脱力感がある。

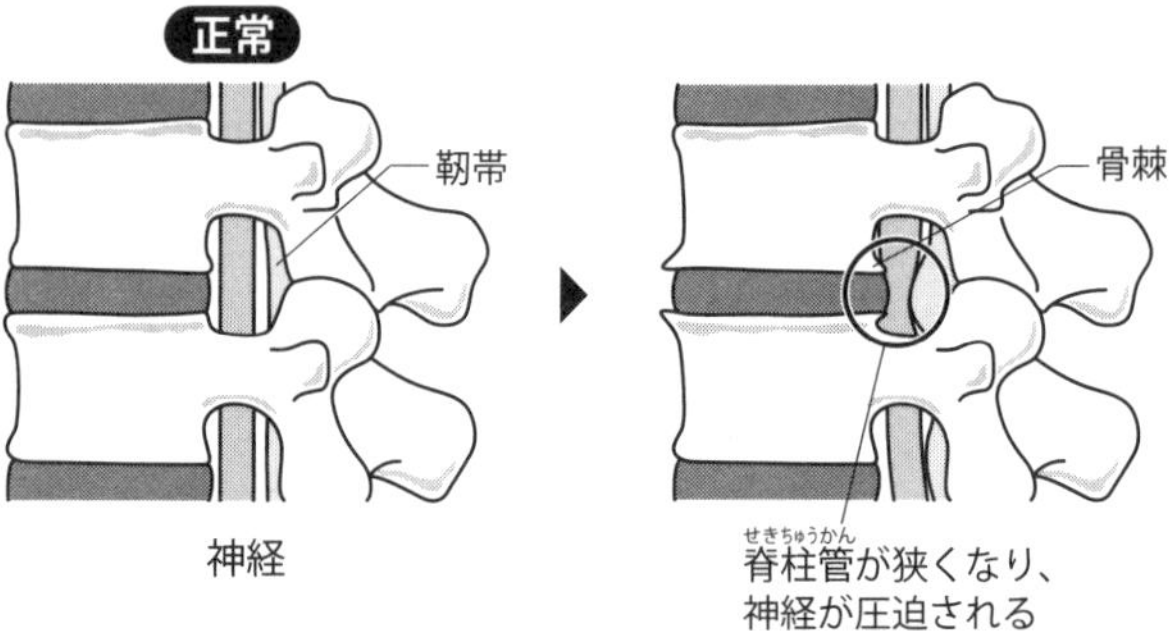

腰部脊柱管狭窄症

骨棘や靭帯の肥厚などにより脊柱管が狭くなり、神経が圧迫されて痛みが出る。腰痛、脚の痛み、間欠性跛行などの症状が起こる。中高年以降に多くみられる。

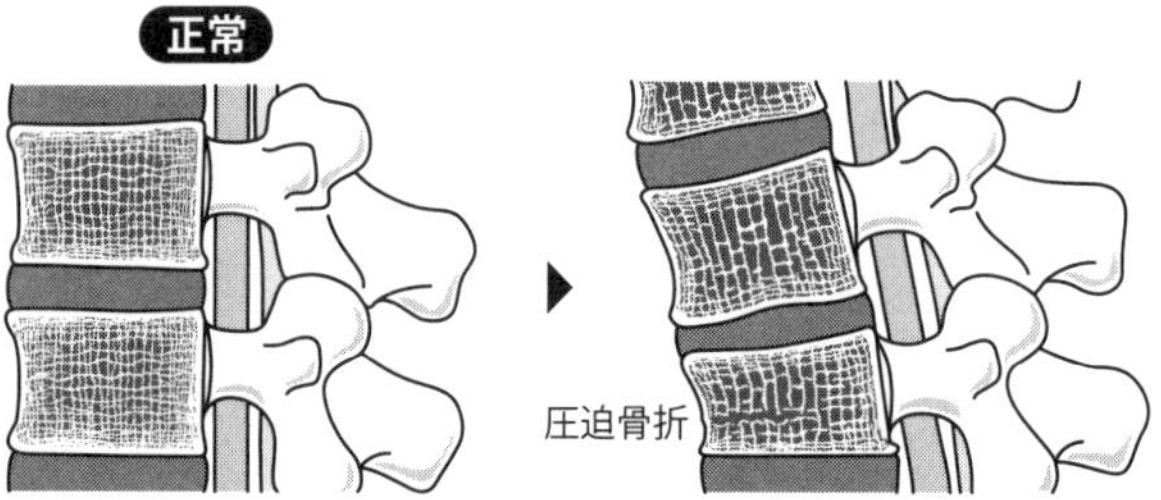

骨粗鬆症(こつそしょうしょう)

骨密度が低下して脊柱の圧迫骨折などが起こり、腰痛が起こる。閉経後の女性に多い疾患。骨折していても痛みがないこともある。

薬、注射は治療ツールのひとつ

神経細胞のシナプスにブラジキニン、アドレナリン、ノルアドレナリン、アセチルコリンなどの発痛物質が作用すると痛みの感覚が出てきます。

ただ、人それぞれ痛みの閾値があります。同じ刺激でもすごく痛がる人と痛みに強い人がいます。これは発痛物質が作用したときに、痛くて仕方がないと感じる人と、やり過ごしてしまう人がいるということです。

痛みに対して不安がある人には発痛物質を抑える薬を出します。いちばん簡単なのは湿布薬です。それで物足りない人はゲル剤を塗り込んでもらいます。これは湿布薬の軟膏版です。

それでも「仕事をしているときに痛みが出ると困る」という人にはロキソニン、

ボルタレンといった鎮痛消炎剤を飲んでもらいます。
最近は、ヘルニアなどによって神経が圧迫されて傷んで出る痛みに対して、オピオイドという薬を処方することもあります。ビリビリとした痛みが出るので、「しびれを取ってください」と言われますが、これは神経障害性の疼痛です。痛みを止めれば、しびれもなくなるケースが多いです。

痛み止めや注射は最後の手段だと言われることもありますが、わたしは、痛みをやわらげて安心してもらうための道具だと捉えています。その意味で、手技も運動療法も痛み止めも湿布薬もすべて同じレベルの治療だと思っています。

痛み止めを飲むと身体によくない、ステロイドを打つとよくない。ネットや書籍で情報が氾濫し、ためらう人もいます。
ステロイド剤は、広く出回っている薬のなかでもっとも抗炎症作用が安定している薬です。使い方さえ間違えなければ、恐ろしい副作用は一切ありません。それでも使いたくない、怖いという人はいます。

薬は治療のすべてではありません。症状を改善するためのひとつのツールにすぎないので、痛みが治まれば当然飲まなくてもいいですし、ステロイド剤にも多種多様な種類があるので、きちんと使い分けできる医者に処方してもらえば副作用をそれほど恐れることはありません。注射も同様です。

薬も注射もむやみやたらにするものではありませんし、それだけで治るものと捉えてほしくありません。ですから、安心できるのであれば使用し、怖ければ無理に使うことはありません。

筋腱膜の緊張が強いと骨が変形していく

原因不明と言われる7割の腰痛は、ほとんどが筋肉の緊張が強すぎる状態から起こっています。

高齢の方であれば、筋肉の緊張が強すぎるということがあるのかと疑問に思うかもしれません。

確かに緊張度合いは高くはないのですが、長年筋腱膜を緊張させたことで、首、肩、背中、腰、股関節、ひざといった各所の椎体に変形が見られます。

いちばん多いのが、変形性腰椎症、変形性ひざ関節症です。変形があると、変形した部分に対する筋腱膜がかなり硬くなってきます。筋肉のついている部分が硬いために、当然、動きは悪くなります。そこを外部から動かすことによって緊張がゆるまってラクになります。

日常生活を送っているだけでも負荷との戦いです。私たちは立って動いて、長時間、重力に逆らって生活をしています。

そのため、医者にかかると「体重を落としてください」とよく助言されるのですが、やせている人に腰痛はないのかと言えばそんなことはありません。

相撲取りも全員がひざを痛めるわけではありません。変形は体重が重いから起こるのではないのです。

つねに重力がかかっている状況で身体の使い方が悪いと骨が変形してきます。ある程度、筋肉のバランスが良くて、たまたま使い方もいい人は、いくつになっても変形していないケースが多いです。

もしくは自然な変形であれば日常生活に支障はなく、病気とは言いません。たとえば、長年畑仕事をしている人が、指が変形してしまっていても、なんの苦もなく農作業をおこない、家事炊事をしている。こういうケースでは治療は必要ありません。

もし病的な変形が起こってしまえば、骨の形を治すことは手術以外にはできないので、見かけ上の変形を治すことはできませんが、骨についている筋腱膜を動かすことで周辺の血行を改善し、筋肉を使いやすくしたり、動かし方の練習をして、痛みを取って使いやすくすることはできます。

高齢者でよくあるのは、骨折です。あるとき、家の中で転倒してしまい、立って動くことができなくなった80歳の女性がいらっしゃいました。1日、2日してようやく這って動けるようになったものの、あまりにも痛がるので、ご家族が心配されて当院を受診されました。

レントゲンを撮ってみると、腰椎の圧迫骨折でした。骨折だから痛くて当たり前です。家族も年だから痛いのは仕方がない、治りが遅いと思いがちですが、じつは骨折していたというのはよくあるケースです。

骨折は大体3週間ほど安静にしていれば、ラクになります。ただ、骨折は骨の変形ですから、周辺の筋腱膜が緊張し、筋肉の使われ方が変わって、腰が自由に使いにくくなってしまいます。いわゆる腰が固まる状態です。**筋腱膜をやわらかくすることで、変形は治せなくても元の使いやすさを取り戻すことはできます。**

また、変形をしていることと症状を起こすことは別物です。椎骨は背中側に飛び出している構造になっています。重力や身体の使い方が影響し、骨が飛び出す（骨棘）のような変形を起こします。

すると、骨と骨の間にある椎間板も変性し、年齢とともに水分を失ってきて硬く、ぺったんこになっていきます。

骨と骨との幅が狭くなるので、骨の周りにぴったり付いている靭帯はだんだんゆるんできます。ゆるむとは靭帯に張りがなくなって水分が減ってくるということなので、硬くなって動きが悪くなります。

そこで、その周りを補うようにしてカルシウムが沈着して、骨の形がどんどん変わっていきます。

背骨には約32個の骨のつなぎ目があり、その一つひとつで形が変わっていくことがありますし、腰だけではなくひざでも関節でも至るところで骨の変形は起こります。

これは不可逆的な変化です。腰の骨が変形した場合は坐骨神経痛や末梢神経障害といった症状が起こります。

ただ、人によっては神経に影響せずに治療を要さないケースもあります。**変形が起こっているからといって必ずしも症状があるわけではないのです。**

腰椎のすべり症では、腰椎の椎体間固定術という手術をします。これは神経を圧迫している椎体の部分を取り除いて、骨と骨を再固定する手術です。場合によってはスクリューやプレートを使って安定性を高めます。

ただ、骨と骨を無理矢理くっつけてしまうと、そこについている筋肉まで引っ張られて固定されるため、パンパンに突っ張った状態になってしまいます。

すると、一定の姿勢を強いられて腰痛の原因となります。

筋肉が硬くなるということは血行障害があるということです。痛みが発生しているなら、筋肉内の血流を増やさなくてはいけません。

そこで動かせない部分は無理に動かさず、動かしてもいいところは動かします。

筋肉を使いやすくするためには筋腱膜をやわらかくしてあげることです。

腰の手術を三度もおこなった85歳の男性が来院されたときのことです。背中が重い、腰がだるい、脚が痛い、関節が……と、痛むたびに手術を重ねたものの、どんどん容態は悪化していったと言います。

いまは週に一度の来院で骨盤から調整することで、なんとかラクになってもらっています。ここでも骨につく筋腱膜をやわらかくしてあげることがひとつの腰痛解消の手段になるのです。

自律神経失調症（めまい・立ちくらみ・手足のしびれ・吐き気・胃痛）

めまい、立ちくらみ、手足のしびれ、吐き気、胃のむかむか感やおなかの痛みなど、これらは関連性がないようで、自律神経失調症の可能性があります。

骨盤は人体のなかでいちばん大きい、身体を支えている中心部です。それだけの大きさをもっていると、筋肉が広々とあり、たくさんの血流が集まっているため、骨盤周辺の血行を促すことによって、全身の血流がよくなります。

さらに、骨盤の真上には脊髄が乗っていて、脊髄の血行も改善するということで、脊髄の働きが改善していきます。脊髄を通る神経も当然流れがよくなります。これによってめまいや立ちくらみ、手足のしびれ、自律神経失調症系の症状改善も見込まれます。

脊髄神経は、ネズミでもカエルでも昆虫でももっている延髄からきています。ここは自律神経中枢です。脊髄を治すことによって自律神経中枢が改善されると考えられます。これがうつの人に散歩や軽めの運動を勧める理由のひとつです。

これは脊髄に電極を刺して、脊髄中の血液改善と脳の血流改善の相関を調べることができれば証明できますが、実証実験は難しく、いまのところエビデンスと言えるものはありません。あくまで整形外科医としての考えです。脳外科医は反対に、延髄をよくすれば手足のしびれが取れる。自律神経が整うと言うかもしれません。

事務職で一日中、パソコン作業をされている女性が、頭痛がして仕方がない。最近、めまいや立ちくらみもするようになったと来院されました。身長160センチメートルほどで、体重が40キロあるかないかくらい線の細い方です。首、肩、腰の循環をよくしたら、頭痛、めまいが取れました。血行を改善することによって血管緊張性頭痛、すなわち血流が悪いから起こっている頭痛は改善できます。

頭痛にもさまざまな種類があるため、たとえば高血圧性の頭痛や脳腫瘍による頭痛などは血行をよくするだけでは改善しません。

疲れやすい

血行を改善することによって疲れやすさは取れてきます。安静にしていれば問題がないというのは、10の活動量ならば疲れてしまうけれども、5しか活動しなければ大丈夫ということです。その反対もあります。10活動したければそれだけの血流を促してあげればいい。血行を改善することで、簡単な疲労感を取ることはできます。

「身体がかったるくて、日がな一日テレビを見て過ごしている」

これは精神的怠惰の状態です。ある会社が男性でも女性の陣痛の痛みを体験できるような機械をつくりました。「審査員長・松本人志」という番組にわたしもゲストで呼ばれて目の当たりにしたのですが、お笑い芸人の野田クリスタルさんとフワちゃんの二人のおなかに陣痛体験機の電極を付けて、これが陣痛ですというレベルまで電圧をどんどん上げていったのです。だらーんとして寝転がっている人間が電気刺激を与えただけで立ち上がって飛び跳ねるまでになる。

要するに億劫で起きる気力がないのは、身体が疲れているようでいて、物理的刺激を与えられて跳ね起きられるのであれば、動けるということです。動けるのであれば、動くほど身体のかったるさは消えていくでしょう。

ですから、運動する気がないという方は電気で筋肉に刺激を与えるEMS(Electrical Muscle Stimulation)を活用してもよいでしょう。かったるい、動けない、一日寝ているという人は、外部から電気刺激を与えて血行改善を図ります。

怠惰性ではなく身体を使いたくても使えない、身体的なうつで来院される方はいます。親御さんが思春期のお子さんを連れて来院されました。思春期の子はデリケートになっていて、人に身体を触られるのが気になるものですが、医者だからと仕方なく触診を受けました。そこで、血行をよくすると「身体がラクになってきた」と言って、それから学校へ行けるようになりました。

親御さんはうつ病だと思っているけれども、単なる身体の出たがらない症候群です。自分からは動こうとしないけれども、外部から動かせば身体は動くことがあります。

肩こり

身体がつらいということで言えば、多くの人に起こる肩こりは、頚椎周辺、じつは首の血行障害です。ある意味、オーバーワークシンドロームのひとつと言えます。

脚は加重器官です。股関節からずっと重力がかかっても耐えられる構造になっています。一方、首や肩は非加重器官です。体重をかけないので、デスクワークでじっとして動かさないと、指先は使うけれども首、肩を動かしてキーボードを叩く人はいないように、その姿勢が長ければ長いほど、動かさない部分（首、肩）の血行が障害されます。これは肩甲骨も含みます。

肩甲骨は、体幹組織というより腕の組織のひとつだと考えます。肩甲骨周辺に関連する筋肉はざっと十数種あります。とくに僧帽筋、大菱形筋、小菱形筋、また大腰筋や小腰筋といった腰の筋肉まで影響して、そのような後部の筋肉から上腕三頭筋までがよくこります。

肩がこっている人は、十中八九、手を挙げたときに肩甲骨が前に巻き込んでいます。だから肩がこるわけです。肩のこらない人は、オードリーの春日さんのように胸を張った姿勢でいます。

四十肩、五十肩

四十肩、五十肩は肩こりとは別物です。あえて言えば、四十肩、五十肩は腱鞘炎のようなものです。上腕二頭筋という長い筋肉が肩についています。肩の後ろ側は上腕三頭筋。肩周辺についているこれらの筋腱膜が硬い状態になっているのが四十肩です。五十肩も同じものです。

加齢も原因として挙げられますが、わたしは30代のころに3回なりました。ある病院で手術もすべて一人でこなしていた時期に、たとえば、脚の骨折では患者さんの片脚を一方の手で抱えながら、もう片方の手で手術したりしていました。手術を終えると、腱が固まって、肩が動かなくなってしまったのです。それで自分で注射をして治していました。

これはオーバーワークから起こった四十肩です。使いすぎで四十肩、五十肩が起こることもあるし、加齢による変形も関係します。

原因不明の痛みが突然起こるには、重たい物を持ち上げた、一定の姿勢でずっと固まっていた、いつも片ひじをついてテレビ見ているなど、何かのきっかけが必ずあります。触診すると筋腱膜が硬くなっていて、周辺の血行障害が起こっています。

生理痛

生理痛は基本的に腹腔内の筋膜が炎症を起こしている状態です。腹部以外の部位からの関連痛や心理的疼痛もありますが、ホルモン過剰によるための血行障害もあるため、腰痛を治すことによって生理痛が軽くなる患者さんもいます。骨盤が縮こまるような状態で筋肉が引っ張られているので、その緊張をやわらげると、骨盤内の血行がよくなります。骨盤を押して骨盤周辺の血行を促すと、確かに改善する人もいます。

また、これは原因はわかりませんが、更年期障害が改善することもあります。これも骨盤から全身の血行が促されるからではないかと思っています。

単純な話で、2歳の子から「おなかが痛い」と言われて、「どこがどう痛いの？　どうして痛いの？」と聞いても答えられません。親が「よしよし、もう大丈夫」とおなかをさすってあげるのは単なるマッサージですが、心理的なものに加えて血流がよくなって改善しているという見方もできます。

理学的に考えると、骨盤周辺の血行改善は腹痛から下痢・便秘までやわらげる効果が期待できます。

介護施設などで胃腸の動きが悪くて便通のよくないおじいちゃんおばあちゃん

に介護士さんがおなかのマッサージをしたり、指導するのは骨盤周辺の血行を改善するという意味では同じことだと思います。

腸マッサージという言葉がありますが、腸は機能として非常に複雑で、ただおなかを押せば動くというものでもありません。腸マッサージによって腸周辺の血流が促されているわけです。

第5章

健康の新常識!?
筋腱膜リセットとは?

さまざまな民間療法との違い

「先生の治療は筋膜リリースやリンパマッサージと何が違うのですか?」

このような質問を受けることがあります。

一言で筋膜と言っても、内筋膜、大筋膜、細胞の中にある細胞筋膜の3種類があります。どれかをピンポイントでリリースできるかと言えば、手技では難しいです。もしかしたら、筋膜ではなく神経にアプローチしているかもしれません。

人体の構造から考えると、脊髄の後角神経回路から遠回りして戻ってきたワンエー線維に当たったから出るだけの痛みなのか、脊髄の灰白質前部の前角というところにかかってくる痛みなのかといった違いもあります。

それを筋膜と一言で説明してしまうと、非常に広い範囲に対してアプローチをしているので、大雑把な分類になってしまうのではないかと思います。

ただ、大きく言えば、筋膜リリースも筋腱膜が硬い状態をゆるめようとしているのだと思います。すべての筋肉は骨にくっつきますから、骨に筋肉がくっつく部分がやわらかくなって血行がよくなればラクになります。

日本関節運動学的アプローチ（ＡＫＡ）博田法やカイロプラクティックでは関節を動かして痛みが取れると言います。これは、筋肉のストレッチ効果も入っているはずです。

鍼灸でいう経絡は、神経ブロックをしているのか、反対に神経を刺激しているのかがわかりません。

腰が痛いので腰に長い鍼を打って、腰の筋肉を刺激されたあとに弛緩した。それで腰がよくなったというのであれば、確かに腰が刺激されたのでしょうが、足つぼマッサージで胃がよくなる。頭に鍼をしたから、腰がよくなるというのは東洋医学の見方であって、解剖学的な話ではありません。東洋医学を否定するわけではありませんが、杉田玄白が『解体新書』で著した身体と、今の日本人の身体が構造的にまったく別物になっているわけではありません。

もちろん、今後、遺伝子解析が進めば、治療も変わるでしょうが、手技のような原始的な治療にそれほど大きな違いがあるのかは疑問です。


わたしは筋腱膜にアプローチしていますが、身体には個性があります。二重の人もいれば一重の人もいる。顔つきと同じで上半身が発達している人もいれば皮下脂肪が少ない人もいます。上半身が発達していることが負担になって背中が痛くなりやすかったり、上半身に頼りすぎて下半身に力が入りにくかったりします。その逆もあると思います。

その人の身体つきに合った治療、たとえば骨盤を中心に治そうとか、首を中心に治そうとか、そうした区別はおこなっています。

整体との違い

風邪を引いて熱が出たとき、どこを冷やしますか？

医者は3点クーリングといって、38度5分以上のときにはおでこ、腋の下、股関節を冷やします。1点ではなく全身アプローチです。疾病に関しては、つねにこの視点が大切だと思います。

整体やマッサージでは、「全身コース」もあれば「頭だけ」「足だけ」と部位別に分かれて、こりをほぐすところが一般的です。

体幹は体の幹と書くように身体の中心です。背骨から出る神経はすべて根っこの神経と書いて根神経と呼びます。部位別よりも中心からアプローチしたほうが治りは早くなります。

全身で約２００個の骨すべてに筋肉がついています。部位で筋肉の過緊張を解いてももぐら叩きのようなもので、一か所処置してもほかの部位に不具合が生じます。

ところが、整体院でも指圧医院でもよくあるのは「今日はどこをやりますか？　首ですか？　腰ですか？」という治療です。

「肩がこってて」と言うと、首の治療ついでに背中をさする。腰が痛かったら腰の治療を中心にして、あとは肩を回すくらいで終わってしまう。

基本的にこれは筋肉の血流を促しています。指圧もツボ押しも筋肉や神経が集まっている場所に対して血流改善のマッサージをしています。整形外科的な検査や触診で硬くなっている筋腱膜をやわらかくする治療とは異なります。

また、「背骨が曲がっているから真っすぐに矯正しましょう」「骨盤が歪んでいるから、骨盤矯正しましょう」というのは大間違いです。生まれつきねじれている人もたくさんいるので、必ずしも真っすぐがいいわけでもありません。

確かに骨盤は最大2・5センチメートル動きます。骨盤矯正をして、「真っすぐになった」「脚が長くなった」というのは、厳密に言えば骨盤周りの圧迫によって姿勢を変化させた結果です。無理に動かせば真っすぐになったように見えます。しかし、上前腸骨棘《じょうぜんちょうこつきょく》からかかとの内側顆《ないそくか》までの長さが変わったかと言えば100パーセント変わっていません。そんなに簡単に脚の長さが変わることはありません。

しかも位置を調節しただけなので、一晩経てば、その人の生活動作などに応じて必ず矯正前の状態に戻ってしまいます。

確かに骨盤の前傾や後傾などの傾きは調整します。しかし、もし骨盤の形そのものを人の手で矯正したり、腰椎や股関節周りの関節を動かしたりすることができたら、折れたり外れたりして大変な話になります。骨盤矯正といっても骨盤周辺の筋肉の血行を促しているだけなのです。さすられてラクになった気がするけれども、筋肉の炎症は続いているのですぐに痛くなってしまいます。

長時間のデスクワークなどで一定の無理な姿勢を保持していたり、無理な使い方をしてなったぎっくり腰は、炎症が起こって筋肉が固まって使いにくくなった状態です。だから、いくらマッサージをしてもよくなりません。無理に刺激を与えれば炎症が増強されて、ひどくなると、その場所に血が溜まってしまうような状態になってしまいます。

わたしも骨盤を触って治療しますが、アプローチしているのは仙腸関節や大腿骨周辺の筋腱膜です。たとえばアキレス腱が硬くてガチガチだと足首が動かないので、ひざも動かないのはわかるでしょう。そこでアキレス腱をやわらかくする。

これと同じことを治療としてやっています。

腱は伸び縮みするのでバキッと鳴ることもあるし、患者さんは骨盤の位置が動かされたような体感があります。あくまで体感であって、骨盤そのものが動いているわけではありません。


炎症とは、簡単に言えば、たくさん筋肉が働いてパッツンパッツンに張ってしまっているような状態です。歩きすぎてふくらはぎが張ってしまった、脚がパンパンだというのは炎症を起こした状態です。血流が滞るために膨らんで腫れてしまうのです。

そのときには炎症が引くまで待つしかないので、炎症物質がなくなっていくまではわたしも触ってアプローチすることはありません。

ヘッドスパ

マッサージにいくら通っても治らなかった肩こりがヘッドスパで治ったという人がいます。頭にも薄い筋肉はあります。頭の血行をよくすることによって、首周りの血行促進にもつながります。わたしは、耳の後ろの僧帽筋、後頭筋をおもに診ます。僧帽筋のついている範囲をゆるめるだけで肩こりは大きく改善します。

四十肩、五十肩の治療も僧帽筋周辺をゆるめます。首から神経が出ていくので、首周りの血流を促すことによって、肩もラクになります。首を動かすことによって、肩こりがラクになるのです。

字を書く、物を持つ、服を着る。私たちはつねに身体を使っています。一か所の治療をおこなえば、一か所がまた痛みます。一か所が緊張しているということは、その緊張は全身におよびます。

ですから、触診して過緊張を起こしている部位だけをゆるめていくのではなく、満遍なくゆるめていく必要があります。

リハビリとの違い

脚のしびれ、下肢の筋力低下、お尻や太ももの痛みといった下半身の障害に対しても筋腱膜へのアプローチは有効です。腰椎の治療をすることで、たとえば坐骨神経痛がつらい人が改善していくということも当然あります。

これは単純に言えば、神経の血行障害だからです。長時間、正座したときに足がしびれるのは、神経周囲の細かい毛細血管の血流が途絶されて神経がうまく働かなくなるからです。これは神経そのものが圧迫されているのだという異論があるかもしれません。それでも神経周辺の血流が悪いことは明らかです。

痛みがラクになる。動かなかった部位が動くようになるといっても、わたしの治療はリハビリテーションではありません。

大学病院や市中病院に勤務していたときは、半身まひや不随症の人たちをたくさん診て、リハビリも指導してきました。

リハビリは機能を元に戻すための方法です。簡単に言ってしまえば筋トレです。たとえば、股関節を手術したあとに、股関節周辺の筋力を戻すために、どの筋肉が必要か、どの関節を動かさなければならないのか、そこを動かすために必要な神経は何か、そうした細かい話がたくさんあって、一つひとつパートで考えるのが理学療法です。これはもちろん有効な治療です。わたしの整形外科医としての診断の基本にもなっています。

しかし、開業してからは一人ひとりの患者さんをそこまできめ細かく診ることは時間的な制約や患者さんの金銭的な負担なども大きいので、なかなか実現できないため、そうした治療が必要な患者さんには大病院を紹介することもあります。

急激な筋トレは危険

これを言ってしまうと元も子もないと思われるかもしれませんが、急性の腰痛患者さんが最初にすべきことは安静です。ぎっくり腰は炎症が起こっている状態なので、まずは炎症を鎮めることが先決で、変に動くと炎症を増長させます。病院でのプロの手技は効果的ですが、急激に痛くなった場合は休んで、炎症が落ち着いてから身体づくりを始めてください。

具体的にはストレッチ運動です。繰り返しになりますが、首からお尻までのラインがひと通りの人体構造です。ピンポイントでケアすることはできない。だから、トータルで筋腱膜をゆるめなければなりません。

腰が痛くて真っすぐ立てないから猫背になり、ひざを曲げて歩いているからひざも痛くなってしまうのです。

ですから、腰だけに集中したトレーニングをしても、腰の治療だけをしてもよくなりません。ナチュラルな姿勢ではないから、ほかの部位に余計な負担がかかって傷めてしまうのです。

また、首からお尻まで1本のラインで保てるような無理のない姿勢を知らない人が、筋力訓練をして急激に筋肉をつけるとほかの部分が悪くなることもあります。腰が悪いから一生懸命に腹筋しました。腹筋がついて腰痛はなくなったけれど、今度は首が痛くなったといったことが起こります。

手技では治せないケース

これまで述べてきたように、わたしの治療は脊髄を中心に筋腱膜の過緊張をゆるめていくものです。体幹から腕にかけては治療対象となりますが、腕の付け根は脊髄とは別になるため、ひじから先の治療は困難です。

ひじのあたりを押すと痛いところがあります。そこには神経が通っているからです。腕が悪いのではなく、誰でも痛いんです。よくあるのは、橈骨《とうこつ》神経障害といって、新婚旅行に行って一晩過ごしたら、腕枕していた旦那さんの腕が上がらなくなっていたという、いわゆるハネムーン症候群です。腕の使いすぎで起こっています。薬を塗り込んで血行をよくしながら、2週間~3週間で動かせるようになります。

ひざも脚として捉えるのであれば治療範囲ですが、ひざ関節は別の話になります。ひざ関節は6割がスポーツ障害です。ランナーであったり、立ち上がった瞬間にねじってしまったり、ひざの場合は、予想外の外力が加わって怪我をすることが圧倒的に多いです。

自然にひざが悪くなるケースとしては変形性ひざ関節症が典型例です。ファーストチョイスとしてはひざ関節のヒアルロン酸注射です。もちろん、ひざ関節周辺をマッサージすることもあります。当院では、指導して患者さんご自身にやってもらうようにしています。

また、寝違えは僧帽筋、板状筋、胸鎖乳突筋のおもに3つの筋肉に負荷がかかっていて、完全に首の障害です。個別部位の話になるので、脊髄の治療では治せません。

腰痛の場合、原因は大きく分けてふたつあります。変形や腫瘍など病的な原因と、日常生活の動作で痛みが出る解剖学的な原因です。ですから、まずはどちらが原因かを診断しなければなりません。

たとえば、骨の変形があって痛みをこらえながら生活してきたけれど、普段と違う動きを急激にしたから痛みがひどくなってしまったのか。同じように元々変形によって痛みがずっとあったうえで、急な動きは何もしていないものの可動域が狭くなっていてその範囲を超える動きをしてしまい痛みがひどくなってしまったのか。そうした些細な違いがあります。

前者の場合は急性の腰痛で比較的手技でも治せます。後者の場合は変形が悪化して起こっているため、薬物や手術が必要です。

すなわち、椎間板ヘルニアが悪化したり、すべり症で椎間板が大きくズレて神経を圧迫していれば、外からの刺激では処置の仕様がありません。神経の通り道自体が狭くなっている脊柱管狭窄症のような病気も同様です。

これはがんに置き換えるとわかりやすいです。がん細胞がどんどん大きくなってきて、ある程度の大きさになってくると神経を圧迫したり、機能を障害させて身体がうまく使えなくなってしまいます。その場合には抗がん剤を打つ、手術をするといった治療が必要です。検査も綿密にしなければなりません。

筋肉や骨の不可逆的な変化によって障害が起きている場合には、整形外科的な検査やＭＲＩを撮って、診断を確定し、根本の原因となる変形や腫瘍を改善します。

ただ、手術をすると、大なり小なり、メスを入れた部分の筋肉は硬くなりますが、そこを手技でやわらかくしていくことはできます。

現代医療で発症原因がわかっているのは腰痛全体のわずか３割だと述べました。実際に、腹部の大動脈瘤のような循環器系の疾患や腎・尿路結石といった内臓の病気、またうつなど精神的な病気から腰痛が起きていることもあります。

しかし、実際は原因不明の７割の腰痛患者のうち、半数は解剖学的なことが原因です。**薬や手術をしなくても治すことができます。**

腰椎・仙腸関節・骨盤周りについている腰方形筋、脊柱起立筋、大腰筋といった筋肉群を動かすことによって、腰痛はラクになります。形が変わってしまっているので、その形に合った筋肉の使い方をしてあげるということです。第三者による手技だけではなく、本書で紹介しているエクササイズのようにセルフマニピュレーションといって、自分でできることもあります。

つまり、骨の変形によって筋肉の位置が変わると、使われ方が変わり、筋肉自体が硬くなります。その筋肉と骨がついている筋腱膜の潤滑を手技でよくすることによって、骨の変形自体は変えられないけれども、筋肉の動きはスムーズになるのです。100パーセント痛みが取れる保証はありませんが、ほぼ全員がラクになったと言います。

さらに、現在は骨周りの循環をよくすることによって、変形してしまった骨自体が強くなり、変形前の状態に戻っていくのではないかと仮説を立てて、現場で実践している最中です。

おわりに

散歩ができない、立ってトイレに行けない、夜中に突然起き上がるほどの痛みが出る……。そうしたつらい状態を少しでもラクになってもらうために、わたしはどんな患者さんに対しても手の打ちようがないとは絶対に言いません。

患者さんに希望をもってもらいたいですし、医師として目の前の患者さんがあきらめなければ、どんなに骨が変形していても、身体が少しでも使いやすくなるように改善を試みます。目の前の患者さんをわたしから投げ出すことはありません。

ただいきなり、10分かけて100メートルをようやく歩ける人を、いきなり1分で歩けるようにするというのは難しいです。でも、5分で歩けるようになったらラクになっていると思うのです。

あらゆる治療は、今ある患者さんの生活をより良くするための手段です。あきらめず、少しでも現状よりは回復するという望みをもってもらいたいです。

筋肉の緊張をほぐすことにより、血流を促します。痛みがあるのは血流が滞っているせいだと考えているからです。また、筋肉の緊張が強くなっているということは、痛みの原因となる発痛物質が出ているということです。

ただ血流を促すだけならマッサージでいいわけです。しかし、血流が悪くなる原因は、身体表面の筋肉によるものだけではありません。そして、変形している骨についている部分はマッサージでは動かせません。

ところが、患者さんは痛いから自ら動かせないでいます。痛みがある筋腱膜を動かすには手技が必要です。それが筋腱膜のマニピュレーションなのです。

２０２１年９月

神田良介

[著者プロフィール]

神田良介 かんだ・りょうすけ

帝京大学医学部卒業後、救急救命室で勤務ののち、一心病院整形外科医長、帝京大学 リハビリ科助教などを経て、1998年北千束整形外科を開院。整形外科医として西洋医学の知識を背景に、患者さん一人ひとりに対する丁寧な問診と手技（ソフトマニピュレーション）で、現代医療では原因不明と言われる7割の腰痛を改善する。「その場で痛みが消えた」と国内外からリピーターが続出。「つらい症状をつらくなくする」をモットーに延べ2万人以上を診療し、9割が寛解する。2000年より東邦大学医学部の客員講師として後進の育成にも励む。

アチーブメント出版
[twitter] @achibook
[Instagram] achievementpublishing
[facebook] https://www.facebook.com/achibook

腰痛がたちまち消える3秒ストレッチ

2021年（令和3年）9月16日 第1刷発行
2021年（令和3年）10月26日 第2刷発行

著者	神田良介
発行者	塚本晴久
発行所	アチーブメント出版株式会社 〒141-0031 東京都品川区西五反田2-19-2 荒久ビル4F TEL 03-5719-5503／FAX 03-5719-5513 http://www.achibook.co.jp
装丁	轡田昭彦
本文DTP	華本達哉（aozora.tv）
イラスト	熊アート
写真	関根孝
モデル	堀之口葵
ヘアメイク	佐藤美香
校正	株式会社ぷれす
印刷・製本	株式会社光邦

ISBN 978-4-86643-102-4

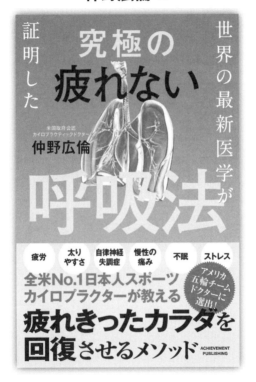

食べる投資
ハーバードが教える世界最高の食事術

満尾正 著

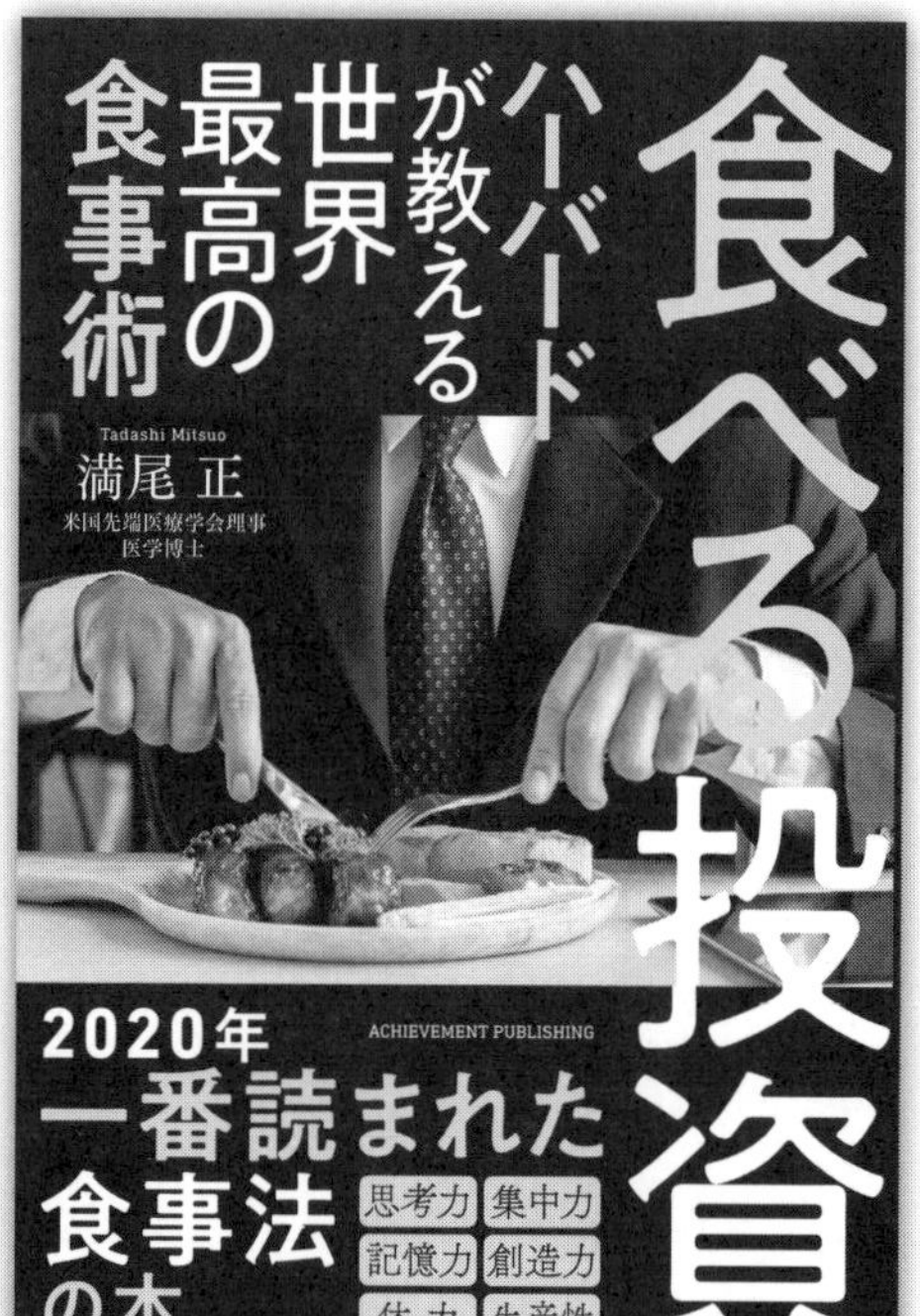

ストレスに負けない精神力、
常に冴えわたっている思考力、
不調、痛み、病気と無縁の健康な体という
最高のリターンを得る方法

ISBN978-4-86643-062-1
四六判・並製本・200頁　1485円（税込）

長生きする体操

劉勇 著

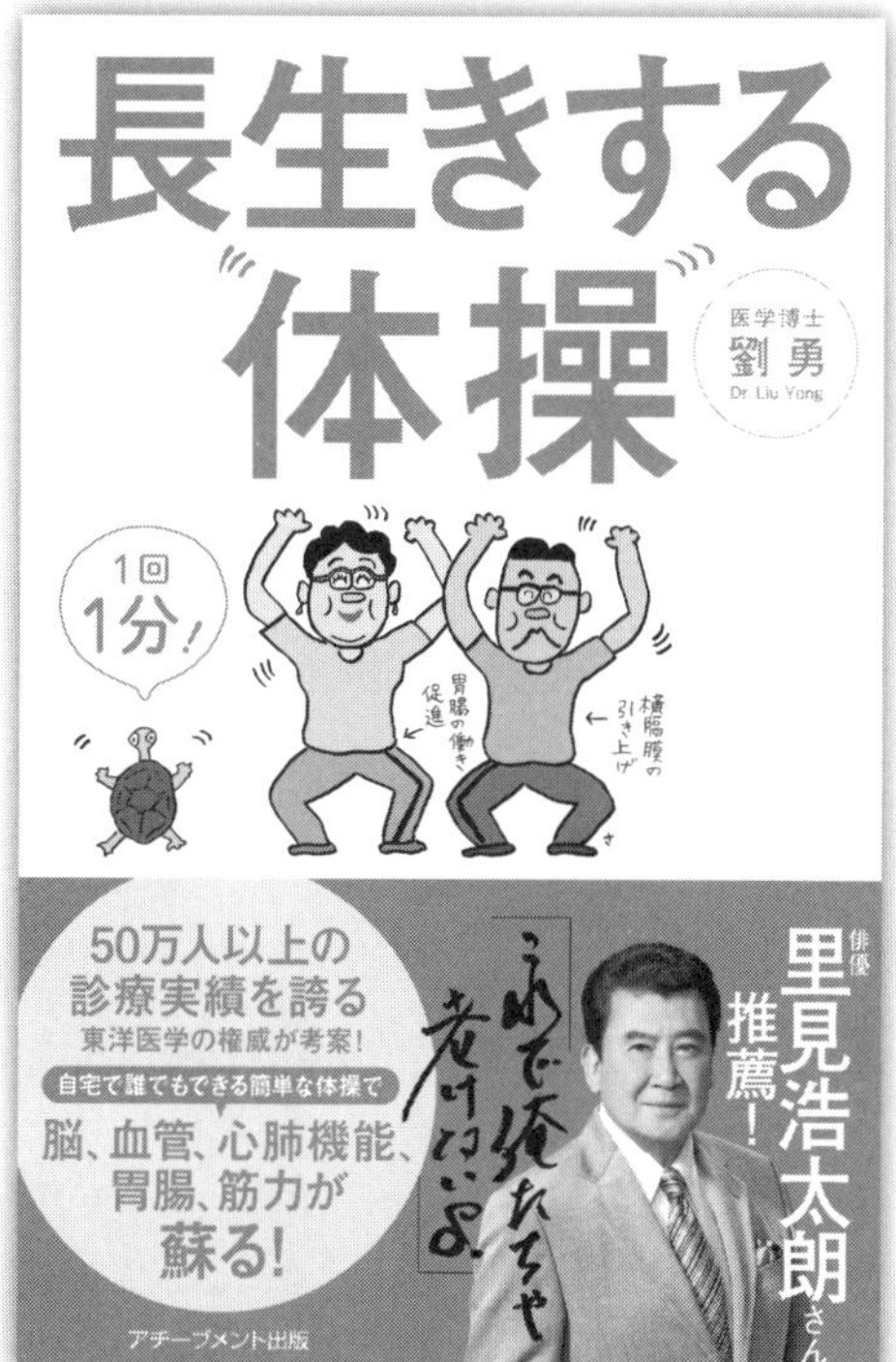

俳優・里見浩太朗氏をはじめ、
著名人、財界人、トップアスリートが通い、
50万人以上の診療実績を誇る
東洋医学の権威が考案した『長生きする体操』！

ISBN978-4-86643-094-2
変形四六判・並製本・208頁　1430円（税込）